临床麻醉与
外科常见疾病护理

主　编　孙文朋　李　静　杜　娟　孙守艳　神平平　孙启坤

上海科学技术文献出版社

图书在版编目（CIP）数据

临床麻醉与外科常见疾病护理 / 孙文朋等主编 . 上海 : 上海科学技术文献出版社，2024. -- ISBN 978-7-5439-9165-1

Ⅰ. R6

中国国家版本馆 CIP 数据核字第 20247V4388 号

责任编辑：王　珺

临床麻醉与外科常见疾病护理

LINCHUANG MAZUI YU WAIKE CHANGJIAN JIBING HULI

孙文朋　李　静　杜　娟　孙守艳　神平平　孙启坤　主　编

出版发行：上海科学技术文献出版社

地　　址：上海市长乐路746号

邮政编码：200040

经　　销：全国新华书店

印　　刷：北京兰星球彩色印刷有限公司

开　　本：787*1092　1/16

印　　张：12

字　　数：16万字

版　　次：2024年7月第1版　2024年7月第1次印刷

书　　号：ISBN 978-7-5439-9165-1

定　　价：148.00元

http://www.sstlp.com

《临床麻醉与外科常见疾病护理》

编委会

主　编

孙文朋　枣庄市峄城区人民医院

李　静　枣庄市立医院

杜　娟　滕州市中心人民医院

孙守艳　枣庄市峄城区古邵镇中心卫生院

神平平　枣庄市立医院

孙启坤　枣庄市立医院

副主编

翁雪颖　枣庄市中医医院

郑灵灵　枣庄市立医院

秦敬利　枣庄市山亭区徐庄镇中心卫生院

刘玉玉　枣庄市山亭诚德骨科医院

徐敬美　枣庄市山亭诚德骨科医院

宋朵朵　枣庄市山亭诚德骨科医院

前　言

在医疗技术日新月异的今天，临床麻醉与外科护理作为医学领域中的两大重要分支，其专业性和复杂性日益凸显。为了更好地适应现代医学的发展需求，提高临床麻醉与外科护理的专业水平，我们特此编纂了《临床麻醉与外科常见疾病护理》一书。

本书旨在系统、全面地介绍临床麻醉与外科护理的相关知识，为从事这一领域的医护人员提供一本权威、实用的参考书。全书共分为两个部分，结构清晰，内容详实。 在第一部分中，我们详细阐述了麻醉的基础知识，包括麻醉科常用药物、全身麻醉常规以及椎管内麻醉等方面的内容。这部分内容不仅为初学者提供了扎实的理论基础，也为有经验的医护人员提供了复习和参考的资料。通过深入学习，读者可以更加全面地了解麻醉的原理、方法及其在临床实践中的应用。

第二部分则结合护理学的新概念和护理工作实践，对外科疼痛、休克、以及神经外科、、胸部外科、泌尿外科、骨外科、周围血管疾病等患者的护理进行了深入阐述。这部分内容注重理论与实践的结合，既介绍了最新的护理理念和技术，又提供了具体的护理方法和操作指南。通过这部分的学习，读者可以更加熟练地掌握外科患者的护理技能，提高护理质量和效率。

本书在编写过程中，注重深入浅出、通俗易懂。我们力求用简洁明了的语言阐述复杂的专业知识，使读者能够轻松掌握并应用于实际工作中。同时，本书还注重实用性和可操作性，所提供的护理方法和操作指南均经过临床验证，具有较高的实用价值。

我们相信，通过本书的学习，读者可以更加全面地了解临床麻醉与外科护理的相关知识，提高专业技能和水平，从而更好地为患者服务。

目 录

第一章 麻醉基础

第一节 麻醉技术简介

麻醉学科是一个综合性的学科，它包含多学科的知识。现在的范围更广，不单单是满足手术的要求，还参与各科室的抢救工作，妇科的无痛分娩，无痛流产等等。

【麻醉医师工作的范畴】

确保病人在无痛与安全的条件下顺利地接受手术治疗，是麻醉临床的基本任务，但这还只是现代麻醉学科的部分工作内容。麻醉工作还包括麻醉前后的准备和处理，危重病人的监测治疗，急救复苏、疼痛治疗等方面的工作。工作范围从手术室扩展到病室、门诊、急诊室等场所，从临床医疗到教学、科学研究。随着工作范围的日益扩大，工作任务日益繁重。

1. 临床麻醉工作

为了做好临床麻醉工作，必须掌握麻醉基础理论和熟练地应用各种麻醉技术操作，还要熟悉各种病情手术的特点。在施行每一例麻醉时，必须进行以下具体工作。

a. 麻醉前准备工作

主要是了解病情，做出正确估计，结合病情确定麻醉方案，选择最适当的麻醉方法和药物。充分估计麻醉手术过程中可能发生的问题，为了防患于未然，做好充分的准备工作和预防措施，并对可能发生的问题制定处理的方案。

b. 麻醉期间工作

按麻醉操作规程做好麻醉，以取得最好的麻醉效果，使病人在无痛、安静、无记忆、无不良反应的情况下完成手术。同时为手术创造良好的条件，尽量满足某些手术的特殊要求（如肌肉松弛、低温、低血压等）。做好手术麻醉过程的监测工作，包括循环、呼吸、水电解质、体温等功能的连续监测，并写好麻醉记录。根据麻醉过程的变化，做出有效的处理，如维持血流动力学的平稳，进行呼吸管理等。

c.麻醉后工作

麻醉后将病人送回病房（或麻醉恢复室），做好交接班。根据不同的病情和手术，做好麻醉后的各种处理，包括对病人的连续监测，防止并发症的发生，及时处理意外，协助临床科对并发症进行治疗，使病人早日痊愈。做好麻醉后随访和总结的记录。

2.麻醉恢复室和加强监测治疗室工作

随着危重疑难病人施行复杂麻醉和手术的增加，手术的结束并不意味着麻醉作用的消失和主要生理功能的完全复原，再加上手术麻醉期间已发生的循环、呼吸、代谢等功能的紊乱未能彻底纠正，麻醉后仍有发生各种并发症的危险。由于麻醉事业的发展，监测技术的进步，麻醉手术后的病人仍需要由经过专业训练的医护人员精心治疗护理，促使病人早日康复。对于全身麻醉病人，应使神志完全恢复清醒，各种神经阻滞麻醉病人局部感觉运动功能应完全恢复正常，病人循环、呼吸、肝、肾等重要生理功能恢复正常并处于稳定状态。对于已发生麻醉并发症的病人应积极进行治疗。因此，麻醉恢复室和加强监测治疗室对麻醉病人的恢复，危重病人的监护，麻醉并发症的防治等方面日益发挥着重要作用，是现代麻醉科室的重要组成部分。它的建立和完善与否，是衡量现代化医院先进的重要标志之一。

3.急救复苏

麻醉工作者充分利用所掌握的专业知识和技术，包括应用生理学、病理生理学和临床药理学的理论知识，气管内插管、人工通气方法、维护循环功能、恢复心脏活动的各种措施，保护中枢神经系统功能的低温疗法，以及对心、肺、肝、肾等重要生理功能的监测技术与药物治疗等方面的经验，在急救复苏中发挥重要的作用。因而，急救与复苏已成为现代麻醉学的重要组成部分，也是麻醉专业的重要任务之一。

4.疼痛治疗

对于各种疾病和创伤所致急慢性疼痛，运用麻醉专业所掌握的镇痛药物和神经阻滞等技术，设置疼痛治疗门诊或病室，可以取得良好的效果，同时还可以诊断和治疗某些以末梢血管障碍为主征的血管疾病和神经麻痹或痉挛性疾病等，在术后镇痛、无痛分娩和晚期癌痛的治疗方面，亦取得良好的效果，已在麻醉临床工作中逐步开展应用。

【麻醉技术在现代医学的角色】

大多数人认为麻醉医生是通过药物治疗解除疼痛、并使病人失去知觉的医生。但是很少有人认识到今天的麻醉医生在手术室内的任务除保证病人的舒适之外，更重要的是在手术期间和麻醉恢复期对由多种因素（麻醉、手术等、原发疾病）引起的重要生命功能的变化进行监测、诊断，并由此进行治疗，保证围术期病人的安全。

麻醉医生需有广泛的知识才能胜任这一工作，需具备病理生理、药理、内科、外科、妇儿、麻醉等基础和临床医学多学科的知识。作为麻醉医生要解除病人的疼痛，要管理病人的重要生命体征，包括呼吸、心率、血压、心脏、神经系统、肝肾功能等。

麻醉医生对围术期（手术中和术前、术后的一段时间）病人出现的医疗问题进行治疗。麻醉医生术前对病情进行判断，依据病人的身体情况，考虑个体差异，并依此制定治疗方案，在术中利用先进仪器监测病人的生命功能。麻醉医生必须依靠各种复杂、精密的仪器对病情作出准确的诊断，维持病人的生命，有些已经是很脆弱的生命。

手术结束时，病人将被送到恢复室或重症监护（ICU）病房，待从麻醉中恢复后，送回病房。麻醉医生的工作范围除手术室，还有重症监护、疼痛治疗等。

麻醉医生的工作是什么？

麻醉医生又被称作手术室里的内科医生，不但熟练各种麻醉操作技术，确保病人手术无痛、手术顺利进行，而且利用先进的仪器随时监测病人的生命功能，如发现由于手术、麻醉或病人的原有疾病产生威胁病人生命的问题，就采取各种治疗措施，维持病人生命功能的稳定，保证病人的安全。

一般而言临床麻醉医生负责：

1. 与患者的主管医生共同决定患者是否能承受手术麻醉；

2. 决定采用哪种麻醉及监测措施；

3. 对患者施行麻醉；

4. 在手术全过程尽力保证患者的安全；

5. 在手术结束后使患者安全平稳地恢复；

6. 术后疼痛治疗；

7. 慢性疼痛的治疗。

手术中麻醉医师究竟在干什么？麻醉医师的工作如同飞机驾驶员的工作。飞机起飞和着陆就相当于麻醉诱导和恢复，飞行时用的自动驾驶仪则相当于麻醉药、肌肉松弛药和机械呼吸。手术过程中，麻醉医师必须持续观察病人、通过眼、耳、手所得到的信息不断地进入中枢神经系统，对监测资料进行分析、思考形成某些细致而复杂的判断结果后，进行药物（包括麻醉药、肌松剂、液体及止血药等）作一些调整，以尽可能维持手术患者生理功能平稳，并在紧急情况下施行急救复苏处理。

手：一个手指放在脉搏跳动处相当于几个监测仪。它可以提供脉率以及有无心律失常。有助于维持麻醉医师和病人之间的接触。对病人皮肤的感觉是重要的：干而温暖的皮肤表示临床情况良好；冷而潮湿的皮肤则表示手术中休克。通过压迫或按摩皮肤，注意毛细血管再充盈时间，可以了解组织灌注是否适当。

眼睛：可做下述几方面的观察。

（1）皮肤：发绀或粉红色表示呼吸不当或其他原因；苍白和出汗则提示出血或休克。

（2）头颈部：眼球运动表示浅麻醉；瞳孔扩大（用阿托品后虽有所扩大）提示深麻醉、神经节阻滞药的作用、急性缺氧和/或呼吸循环衰竭。

（3）胸部：胸部运动表示空气进入肺内，双侧膨胀是否对称？如果病人是自主呼吸的话，呼吸节律的变化伴有呼吸深度的改变。气管牵拉表示肌松药的作用还未完全消失；下胸部肋间肌萎缩，则提示呼吸道阻塞。

（4）腹部：在剖腹术中，观察手术操作，判断肌肉松弛是否适当？病人精神是否紧张？有无大量出血？吸引瓶内的血量有多少？腹腔污染的程度如何？（这与术后休克有关）

（5）器械：转子流速计是否显示有适当气流？量筒的容量是否适当？挥发器的装置是否正确？挥发器内有无麻醉药？呼吸活瓣是否需要调整？呼吸囊充气是否适当？如用钠石灰的话，钠石灰是什么颜色？钠石灰是否失效了？检查呼吸机的装置：充气压、充气速率、有无负压。呼吸机能否扩张胸部？衔接是否适当？气流速率是否适当？检查静脉输液的量和速度；如果输血，则应核对血瓶号码和病人的号码，确保所输血液对病人是正确的。

（6）生理学方面的监测：测量脉搏、血压，每5分钟记录一次； 如果用心脏监测仪的话，也可以取监测仪上的读数或脉搏监测仪上闪光显示的数值。整个手术期间，必须记录手术失血的情况。

（7）手术是否按照计划进行或是有所改变？外科医师遇到什么意外的困难？失血是否大量？如果用止血带的话，压力是否适当？

耳：在手术过程中，麻醉医师们几乎无意识地在用他们的耳朵听呼出活瓣呼出气体的声音，甚至于细小的变化都能很快地听出来；呼吸机的噪音和节律发生变化，也可以立即觉察。飞机的驾驶员即使在谈话时，也能同样熟练而迅速地注意到发动机的音调及其节律的变化。麻醉中经常使用听诊器，心前区放置听诊器监测儿童的呼吸和心率是必要的，也可用听诊器测量血压并记录之。自发呼吸的性质可以提供信息，喉痉挛提示浅麻醉；呼气后停止呼吸表示浅麻醉，而吸气后停止呼吸则表示深麻醉，且伴有腹肌松弛。心脏停搏监测仪能够发出音响信号，但是这种监测仪可受温度或其他电子仪器的干扰，如果被某人绊掉了电线或导线，则可突然中断信号。

耳朵也必须能够耐受噪音和不相干的谈话。这些噪音可使注意力不能集中，并引起激动。麻醉医师有权要求安静，甚至要工作人员停止活动。某些外科医师喜欢吹口哨，当麻醉室内进行麻醉诱导时，决不许吹口哨。

麻醉室内保持安静应当成为规则，严格禁止谈话。病人在麻醉诱导的某一阶段，甚至连耳语亦能听到。在手术过程中，不允许外科医师和麻醉医师说话。当外科医师在进行精细的手术操作时，麻醉医师应当注意不要说话，以免打扰他。然而，在冗长的手术过程中，间断地说几句话，甚至说说笑笑，可使人的精神稍微松弛一下和暂时解除持久的注意力集中。

第二节 室内质量控制

医疗质量是医院工作的核心，也是医院改革与发展的出发点和归宿。麻醉质量是决定病人康复，乃至生命的因素之一，因此必须加强麻醉科质量控制。麻醉科室内质量控制是用现代管理技术和方法，使临床麻醉质量达到最佳水平，减轻病人痛苦，以保证麻醉安全，通过一系列质控措施，预防和发现麻醉失误，使麻醉意外等降至最低，将麻醉医疗质量纳入制度化、标准化、规范化的管理轨道。

室内质量控制主要是抓好全面质量管理。全面质量管理是指为了提高医疗质量，确保医疗安全，综合运用的一套质量管理体系、手段和方法所进行的系统管理活动，是基础质量、环节质量和终末质量的综合管理，也包容全员质量和全程质量管理。但医院是一个多学科、多层次、多专业的知识密集型技术机构。对组织的严密性、技术的严谨性、工作的严格性都有较高的要求，这就决定了医疗质量管理的重要性、复杂性和困难性。树立质量观念，增强质量意识，加强质量控制，是医院工作的重中之重，也决定着麻醉学科的建设和发展。

加强室内质量控制的几项基本措施：

（1）建立全省医院麻醉科质量控制中心和网络组织，直属省卫生厅医政处领导，是省卫生厅医政处管理全省各医院质量的派出机构。省临床麻醉质控中心、市临床麻醉质控中心、县质控领导小组，对全省县级以上医院麻醉科进行全面的临床麻醉质量监控、工作指导和室内质量评估。

（2）成立省麻醉质控中心专家小组，制定室内、室间质控标准，评价考核办法和提出质控措施，定期发布权威性的全省质控信息，对省内麻醉质量存在的重大问题做出决策，达到监督、反馈、指导、提高的目的，实现全省麻醉科标准化、规范化、科学化的管理，促进麻醉医疗质量、技术水平的提高和学科的发展。

（3）建立必要的工作规章制度。规章制度的建立和执行情况是衡量麻醉科管理水平的重要依据。全省医院麻醉科统一规章制度，包括各医院严格执行的工作制度、人员职责和操作程序等。

（4）麻醉病历书写规范全省统一，包括麻醉记录单、麻醉总结和麻醉知情同意书等，将麻醉全过程的记录统一规范，保证书写质量。

（5）严格技术操作规程和临床监测指南，确保病人安全，严禁违反操作规程，保证临床监测的基本设备，即无创血压脉搏监护仪、呼气末 CO_2 监测仪、脉搏血氧饱和度仪和心电监护仪等。

（6）加强麻醉科建设，建立单独的麻醉科，提供必要的仪器设备和基本设施以及合理的学历和职称结构。科主任必须达到规定的职称要求，严格执行人员、技术和设备准入制度。

（7）加强“三基”训练和继续医学教育，提高人员素质。作为一名麻醉医师必须具备精湛的技术，高尚的医德和良好的服务艺术，全心全意为病人服务，发扬救死扶伤的人道主义精神，献身于麻醉事业，还要有艰苦创业的精神和科学严谨的工作方法和一丝不苟的工作作风，才能不断提高科学技术水平，业务工作能力和思想政治素质。

第三节 麻醉前病情评估

一、病情评估分级

美国麻醉医师协会（ASA）根据病人体质状况和手术危险性进行分级，将麻醉前病人状况分为五级。

Ⅰ级：正常健康。除局部病变外，无系统性疾病。

Ⅱ级：有轻度系统性疾病，但无功能受限。

Ⅲ级：有中度系统疾病，日常生活受限，但未丧失工作能力。

Ⅳ级：有严重系统性疾病，已丧失工作能力，威胁生命安全，需要不间断地治疗。

Ⅴ级：病情危重，无论手术与否，生命难以维持的濒死病人。

若是急诊病人，在评定表上某级前标注“急”或“E”。

一般讲，Ⅰ级、Ⅱ级病人对麻醉的耐受力良好，麻醉过程平稳；Ⅲ级病人接受麻醉存在一定的危险，麻醉前需尽可能做好充分准备，对麻醉中和麻醉后可能发生的并发症要采取有效措施积极预防；Ⅳ级、Ⅴ级病人麻醉危险性极大，更需充分细致的麻醉前准备，特别是Ⅴ级病人随时有死亡的危险，应向家属说明。

我国根据病人对手术麻醉耐受性的临床实践经验，将病人的全身情况归纳为两类四级，第一类病人，术前无须特殊处理，或仅做一般性准备，可接受任何类型

手术和麻醉；第二类病人，必须对营养状况、中枢神经、心血管、呼吸、血液（凝血功能）、代谢（水、电解质）及肝肾功能等做好全面的特殊准备工作，方可施行麻醉和手术，必要时宜采取分期手术，待全身情况得到改善后再进行根治性手术。

二、心脏功能临床评估

临床心功能评估的方法包括：病人在日常活动后的表现、屏气试验（>30s 为心功能正常，<20s 为心功能低下，对麻醉耐受性差）以及心脏危险指数等来评估。

三、肺功能临床评估

术前呼吸系统感染病人，肺功能在一定程度上受损，术后呼吸系统并发症发生率将明显升高。因此在客观评估病人呼吸系统功能时，肺功能评估是其中一项重要内容。尤其是对那些原有呼吸系统疾病的病人、需进行较大手术的病人或手术本身会严重影响肺功能的病人而言，术前肺功能评估显得十分重要。正确评估肺功能可为围手术期呼吸管理提供可

靠依据。

常规肺功能测定最基本的指标主要涉及肺活量、通气量和第 1 秒用力肺活量等。通常认为，病人术前若肺活量低于预计值的 60%、通气储量百分比低于 70%、第 1 秒用力呼气量（$FEV_{1.0}$）占用力肺活量（FVC）百分比（FEV_1 / FVC）低于 50%～60%，术后极有可能会发生呼吸功能不全。如今肺功能测试设备日益先进，但麻醉医师还应熟悉并掌握一些简便的床旁测试病人肺功能的方法，如屏气试验（憋气试验）、吹气试验、吹火柴试验等，同时结合病人活动后呼吸困难程度，可快速对肺功能状况做出大致评估。

临床上，呼吸困难程度可作为衡量肺功能不全的重要指标之一，通常分为 5 个级别（0～IV），其中。级为无呼吸困难症状，Ⅳ为静息状态下病人也出现呼吸困难。

肺功能评估一般可界定为肺功能基本正常和肺功能不全两大类，其中肺功能不全可依程度不同而确定为轻度减退、中度减退或重度减退。

四、创伤程度及失血量的估计

不能单以血压数值作为依据，必须结合病人的临床表现、体检和实验室检查，进行全面分析和估计，特别是失血程度应以动态观察加以判断。

五、对颅脑外伤严重程度的估计

主要根据症状和专科检查来作出判断，昏迷深度是估计病情的主要依据，Jeasdal 和 Jennett 提出的昏迷评分法称为 Clasgow 昏迷评分法。

六、对新生儿出生后情况评估

目前普遍用 Apgar 评分来判断，即在出生后 1 min 和 5 min 各进行一次评分。评分 8～10 分为新生儿情况良好，5～7 分为轻度窒息，3～4 分中度窒息，0～2 分为严重窒息，依据病情积极进行抢救。

第四节　麻醉选择

手术病人的麻醉应当慎重选择，在充分尊重有公民权、神志清楚的病人的意愿的情况下，结合病情特点、手术性质和要求，麻醉方法本身的优缺点、麻醉医生业务水平和技术经验以及医院提供的设备条件等情况制订出合理切实可行的麻醉方案，这样才能很好地实施麻醉，确保病人围术期的安全，术后病人迅速康复。在临床工作中，不该因麻醉选择不当而造成病人痛苦、手术难以进行、病人康复受阻乃至病人因麻醉而致残甚至生命消亡。此外，还应考虑到老人、成人、小儿合作程度以及性别差别等。

一、病人的意愿

需要手术的病人，应该拥有麻醉知情权、同意权，充分尊重病人的麻醉选择权，如不能做到也应耐心地进行解释，这样不仅能充分调动病人的积极性、依从性，更重要的是能使病人安全度过围术期及麻醉恢复期。

二、病人手术前情况

病人手术前情况是选择麻醉的最重要的指征：

（1）凡体格健康，重要脏器无明显病变，符合 ASA 分级 I 级者，几乎所有的麻醉方法都适应，只要符合手术要求及病人意愿的麻醉方法。

（2）凡体格基本健康，某些器官有疾病但较轻，术前准备中能改善全身情况和器官功能者，大部分麻醉方法均能适用。

（3）凡合并较重全身或器官病变者，应当在麻醉前尽量加以改善全身情况及器官功能的前提下，选择安全、对全身影响最轻、麻醉医生自己最熟悉的麻醉方法，既要防止因麻醉选择不当、处理不妥而加重原有病情，又需防止片面满足手术医生的要求而加重病人病情。

（4）如病情危重，必须手术者，在尽可能尽快恰当改善全身情况外，当机立断选择对全身影响最小的麻醉方法，如局麻、神经阻滞等，硬膜外麻醉应在充分补充血容量的基础上，分次小剂量局麻药，以避免麻醉平面过广为原则，为安全，手术尽可能简单，分次手术尽量缩短手术时间。

（5）老年病人的麻醉选择应参考年龄大小，生理病理情况。药物剂量应减小，麻醉深度应浅，麻醉平面应适当，选用恰当的麻醉方法。

（6）小儿麻醉，由于合作性差，多采用基础麻醉，全麻为主，较大、重要部位手术的麻醉均需保持呼吸道通畅以选择气管插管全麻为宜。小儿应做好麻醉前访视，做好思想工作，麻醉中小儿的依从性得以提高，增强麻醉的安全性。

三、手术与麻醉选择

麻醉应在绝对安全的前提下，满足手术要求，手术对麻醉的要求不外乎镇痛、肌松和消除内脏牵拉反应等，因此针对手术的要求，在选择麻醉时应注意：

（1）不同手术部位对麻醉的要求，如颅脑手术可选择局麻或加基础麻醉、气管插管全麻，胸内手术和上腹部手术宜选用气管插管全麻，下腹部和下肢手术常采用椎管内麻醉，重大腹部手术宜选择硬膜外阻滞加气管插管浅全麻，心血管手术一般选用气管插管全麻低温体外循环。

（2）手术以肌松程度对麻醉的要求，凡需要良好肌松的手术如腹腔内手术、关节脱位及长骨骨折手术，可选择臂丛、腰麻和全麻加肌松剂的应用。

（3）根据手术的大小、创伤的轻重、出血的多少等选择麻醉，胸腹腔、临近大血管、神经干旁的手术，不宜选择血流动力学波动较大（如脊麻）的麻醉，宜做气管插管全麻加肺门神经丛，腹腔神经丛的阻滞等。

（4）根据手术时间的长短选择麻醉，如应有作用时间较长的局麻药，或给予连续用药方法（连硬外）或全麻。

（5）根据手术的体位选择麻醉，体位对呼吸循环功能均有影响，因此不同的体位应采取不同的麻醉方法如俯卧位应采用气管插管麻醉，座位应采用局麻或全麻插管并以加强型气管导管为宜。

（6）根据手术时可能产生的意外选择麻醉，如胸壁手术易误伤胸膜（如乳房）而造成气胸，应准备好面罩加压吸气或选择气管插管全麻，遇有呼吸道部分梗阻或外部压迫的病人，宜清醒气管或支气管插管麻醉等。

四、麻醉药物和麻醉方法的选择

迄今为止尚无绝对完善的麻醉药物和麻醉方法，药物各自有自己的药理特点，麻醉方法亦有各自的适应证和禁忌证，因此原则上应该采用简单的麻醉，确有指征才应选择较为复杂的麻醉。

（一）全身麻醉

全身麻醉有许多实施方法，诸如气管内吸入麻醉，全身静脉麻醉、静吸复合麻醉等，确有许多优点，如保证呼吸道通畅、供氧、心血管稳定等，但也有一些不良后果，长时间吸入纯氧造成肺的损害以及气管插管的并发症等，应选用最熟悉的全麻方法。

（二）局部麻醉

局部麻醉在某些临床情况下优于全身麻醉。局麻泛指椎管内麻醉以及狭义的局麻。椎管内麻醉已成为现代麻醉的重要组成部分，但由于长期以来人们认为其操作费时，技术不够熟练者尤为如此，并且存在着严重的并发症的隐患而被慎重选用。这些不足随经验的积累可得以克服。局麻的优点颇多，比如低位椎管内麻醉，只要平面控制得当，确实可以减少充血性心力衰竭的程度，又如老年病人髋关节成形术、前列腺摘除术选用椎管内麻醉，可减少深静脉栓塞的发生率等。局麻作用完善后可以适当用镇静催眠药（如咪达唑仑、氟哌利多、异丙酚、芬太尼等），使病人在局麻下处于安静状态。

五、术后镇痛

麻醉医师在选择麻醉方法的同时，应该考虑病人术后伤口疼痛问题——术后镇痛。

1. 全身麻醉后镇痛

一般有两种方法：

（1）全麻在苏醒后以静脉泵定时定量或用自控方法输注曲马朵、吗啡、芬太尼等镇痛药，但须注意定时泵的可靠性，并在术后监测的基础上方可使用。

（2）全麻合并硬膜外麻醉的术后，一般从硬膜外腔连续注入上述一定剂量的镇痛药。

2. 局部麻醉——硬膜外麻醉术后镇痛

一般在手术结束时给一个初始量后用连续镇痛泵从硬膜外腔注入如曲马朵、芬太尼、吗啡、局麻药等，术后镇痛的效果比术后常规肌注阿片类镇痛剂的作用要好，对病人十分有益。

六、技术能力、经验对麻醉选择的影响

正如以上所述，麻醉医师对麻醉方法的选择，应该以保证病人的安全为原则。结合以下几点：

（1）选择麻醉方法应以自己的麻醉技术和经验最熟练、最有把握的方法，确保病人的安全。

（2）对无经验的重大手术、危重病人应在上级医师指导下施行麻醉。

（3）如若开展新技术、新方法（有创监测）应选择年轻健壮的病人为对象，并告知病人，取得合作，并签字同意。

（4）麻醉方案，最好告知手术医师，并在可能的情况下采纳手术医师及病人对麻醉的选择。

第五节 麻醉质量控制

一、麻醉质量评估

（1）麻醉效果：无痛、肌松、生命体征稳定、无明显应激反应、病人无严重不适和全麻病人术中应无知晓等。

（2）麻醉并发症少，麻醉意外发生率低，无差错事故发生，麻醉死亡率低或等于零。

（3）为手术提供良好的条件，手术医师、病人满意。

二、麻醉医疗质量基本指标

（1）各种神经阻滞成功率>90%。

（2）硬膜外阻滞成功率>95%。

（3）严重麻醉并发症发生率，二级医院<0.08%，三级医院<0.04%。

（4）年医疗事故发生率为0。

（5）非危重病人麻醉死亡率＜0.02%。

（6）术前访视、术后随访率为100%。

（7）椎管内麻醉（主要腰麻）病人头痛发生率<10%。

(8)“三基”合格率为100%。

（9）麻醉记录单书写合格率为100%。

（10）技术操作（实施麻醉操作和术中监护）合格率为100%。

（11）硬脊膜刺破发生率＜0.6%。

（12）抢救设备完好率为100%。

（13）抢救设备消毒灭菌合格率为100%。

（14）麻醉机性能完好率为100%。

三、麻醉效果评级标准

（一）全身麻醉评级标准

Ⅰ级

（1）麻醉诱导平顺，无缺氧、咳嗽、躁动及不良的心血管反应，气管插管顺利，无损伤。

（2）麻醉维持深浅适度，生命体征稳定，无术中知晓，肌肉松弛良好，为手术提供优良的条件，能有效地控制不良的应激反应，保持体内内分泌功能和内环境稳定。

（3）麻醉苏醒期平稳，无苏醒延迟，呼吸、循环等监测正常，肌张力恢复良好，气管导管拔管时机恰当，无缺氧、二氧化碳蓄积、呼吸道梗阻等，安全返回病房。

（4）麻醉后随访无并发症。

Ⅱ级

（1）麻醉诱导稍有呛咳、躁动和血流动力学改变。

（2）麻醉维持期对麻醉深度调节不够理想、血流动力学有改变、肌肉松弛尚可，配合手术欠理想。

（3）麻醉结束，缝皮时病人略有躁动，血压、呼吸稍有不平稳（波动）。

（4）难以防止术后轻度并发症。

Ⅲ级

（1）麻醉诱导不平稳，气管插管时有呛咳、躁动、血流动力学欠稳定，应激反应明显。

（2）麻醉维持期对麻醉深度调节不理想、应激反应未予控制，生命体征时有不平稳，肌肉松弛欠佳，配合手术勉强。

（3）麻醉结束病人苏醒延迟伴有呼吸抑制，或缝皮时病人躁动、呛咳，被迫拔管，拔管后呼吸功能恢复欠佳。

（4）产生严重并发症。

（二）椎管内麻醉效果评级标准

Ⅰ级：麻醉完善，无痛、安静、肌松良好，为手术提供良好条件，心肺功能和血流动力学稳定，不需要用辅助药。

Ⅱ级：麻醉欠完善，有轻度疼痛表现，肌松欠佳，有内脏牵拉反应，血流动力学有波动，需要用辅助药。

Ⅲ级：麻醉不完善，疼痛明显或肌松较差、有呻吟，用辅助药后情况有改善，尚能完成手术。

Ⅳ级：改用其他麻醉方法。

（三）神经阻滞效果评级标准

1级：神经阻滞完善，无痛、安静、肌松良好，为手术提供良好条件，生命体征稳定，无并发症发生。

Ⅱ级：神经阻滞欠完善，病人有疼痛表情，肌松效果欠满意，生命体征尚稳定，有轻度并发症发生。

Ⅲ级：神经阻滞不完善，病人疼痛较明显，肌松较差，有呻吟，用辅助药后情况有改善，尚能完成手术。

Ⅳ级：改用其他麻醉方法。

第六节 手术前准备

手术前防视及目的

（1）见病人，消除病人顾虑。

（2）了解过去和现在的病史。

（3）了解病人身体和疾病情况

(4)查看化验结果，需要时提出其他检查项目。

(5) 选用麻醉的方法和操作。

（一）病人提供有关麻醉、手术后护理及镇痛方面的信息。

(1) 嘱咐病人手术前停止吸烟。

(2) 保障术后有适当医疗护理条件。

调查研究：这需要对每个病人和手术进行安排，必须防止一般化调查，医院对常规调查有本身标准线。调查显示许多常规筛选没有什么价值，即使是老年人。病史及检查发现少数处理应有所改进，因此研究完成应该 ：

（1）可能改变处理方法。

（2）发现一种情况，它的危险性可能降低。

（3）是敏感的或特殊的（受费用的影响）。

心血管系统：见心血系统估计

呼吸系统：呼吸功能试验用于休息时有气短、哮喘、慢性阻塞性肺部疾病及胸科手术前病人。呼吸功能试验与运动能量，其他系统失常及血气分析有助于估计手术危险性。最常用的是最大呼气流速（要有一个流量表）及第一秒用力呼气量（FEV_1）/用力肺活量（FVC）（需要一个肺量计）。

实验时最重要的是得到病人的配合。正常的FEV_1/FVC之比大于70％。正常比的低值（限制性模式）见于肺纤维化。胸腔积液及结核病。低比率的低值（阻塞性模式）见于慢性阻塞性肺疾病（COPD）及哮喘。

不常用的试验方法包括流量曲线，一氧化碳传送及氦的稀释。

血液学

（1）全部血计数。病人临床有贫血，出血异常情况，接受化疗或有大量出血可能，所有妇女及60岁以上男性。一般不正常情况包括：

1）低血红蛋白，低血红细胞容积及低低平均红细胞血红蛋白量（小细胞/低色素），见于缺铁症，地中海贫血及高铁红细胞贫血。

2）低血红蛋白，高平均细胞容量及高平均红细胞血红蛋白量（巨细胞/高色素）。见于巨成细胞贫血，慢性肝炎、嗜酒者，甲状腺功能减退或溶血性贫血。

3）低血红蛋白，正常平均红细胞容积及正常平均红细胞血红蛋白量（正常细胞/正常色素）见于慢性肾衰、慢性感染、恶性肿瘤、结缔组织病或慢性肠道病。

4）高血红蛋白症：可原发于真性红细胞增多症，或继发于缺O_2性肺病（包括吸烟），右向左分流，高山病、肾或肝疾病或脑瘤。

“紧张红细胞增多症”的原因不明。

（2）镰变试验：见镰状细胞病。

（3）血交叉试验：配型及贮存或交叉反应试验应根据手术前血红蛋白及出血量和速度安排。许多医院对各种手术下医嘱备血，有各自的标准线。

（4）血凝固：病人有出血不正常史，对那些接受或近期刚停用抗凝药，肝病或心脏手术前，都要检查。

生物化学

（1）尿素及电解质，建议所有60岁以上者，及那些有可能不正常的情况，如利尿治疗，肾病，腹泻或呕吐等，都要检查。

（2）血糖、糖尿病及任何病人有继发糖尿病病因者。

（3）肝功能试验病人有肝病、嗜酒、营养状况改变或用药影响肝功能者。

（4）尿化验所有病都要做。

放射学

（1）临床X线检查：病人有重要的心脏、呼吸方面疾病，怀疑有肺癌或转移癌者，心胸手术前及病人社会背景较容易患结核者。单是老年并不是临床X线检查的指征。如果病变位置存在怀疑，应该做一个侧位像。

（2）胸腔内检视：甲状腺肿生长到胸骨后，可引起气管压迫。

（3）颈椎：风湿性关节炎病人，颈椎侧位屈/伸像，观察C_1前弓与前屈的牙样钉之间距离超过5mm。

其他

（1）假性胆碱酯酶水平及遗传类型

（2）咖啡因/氟烷试验见恶性高热。

（3）肌肉活检/肌电图研究。

（4）尿及大便嘌呤。

（5）人免疫缺陷病毒/乙型肝炎。

禁食：一般情况，最后一次进食6小时后和进水4小时后，胃会排空，然而有些情况这个时间还不够，如老年，疼痛、镇痛剂使用、怀孕。与此相反，健壮者，手术前3小时饮清水，使病人更为舒适，胃内容量及酸度降低及减少低血糖的危险。

同意手术：手术前应看过写下的手术同意意见。诱导前核对手术意图及病人做的承诺。对小手术、终止妊娠及精神方面疾病者的手术要区别不同形式。急诊手术找亲属写下赞同意见，且必须看过。若不能采用，说明情况应记录下来。若有必要经直肠给药，应该得到特殊应允，特别是小儿。

儿童：儿童心理方面准备，必须特别注意，一岁以下小儿不愿意和父母分开，较大孩子可以考虑允许父母中的一个在麻醉场所陪伴，也许可看望小儿的时间之前到达医院，照顾小儿，这样有助于克服儿童的恐惧心理。

小儿每年可能患数次上呼吸道感染，但必须避免再次停止手术。若体温超过38.5度，有咳嗽或证明有下呼吸道感染者，他们的手术应该延期。

第二章 麻醉科常用药物

手术麻醉期间麻醉用药范围之广，比较其他学科可谓有过之而无不及。更有甚者给药方式基本上采用静脉直接给予，得进不得出，用药不当，即会带来病人的生命危险，必须慎之又慎。因此，麻醉医师应牢记每一种常用麻醉药物的药理特性、用法、用量、不良反应和注意事项，以达到正确、安全地用药。本章只撷取目前临床常用的麻醉药、麻醉辅助用药、其他用药(主（为循环系统用药)介）之。

第一节 麻醉药

一、全身麻醉药

1.吸入麻醉药：

(1) 三氟氟烷（luothane）

1）作用：麻醉效能高，但镇痛作用差，肺泡最低有效浓度(M（C)为）.77%，血/气分配系数为2.3。摄取快而排出慢，约20%在体内生物转化，其余则以原型从呼吸或其他途径排出。在氧不足或疾病情况下，可改变代谢途径产生异常毒性物质，对肝脏产生毒性作用。

对呼吸道无刺激，抑制呼吸道腺体分泌，使支气管扩张，适用于哮喘病人。

抑制交感一肾上腺系统的反应，不引起血糖升高，可用于糖尿病病人。

2）用法和用量：盛入特别的挥发器中使用，吸入浓度1%可使神志消失，吸入2%时产生满意的手术麻醉，间断吸入麻醉。

3）不良反应和注意事项：①对心肌有直接抑制作用，使血压下降，心率减慢，并增加心肌对儿茶酚胺的敏感性，有引起室性心律失常的可能；②与琥珀胆碱合用，由于病人家族先天因素，可导致肌肉持续收缩，体温急速升高，产生恶性高热，导致心力衰竭和死亡；③心功能不全、肝脏疾患、需并用肾上腺素者、剖宫产、颅内压增高等病人禁用。

（2）恩氟烷（enflurane，安氟醚，易使宁，ethrane)：

1）药理作用：麻醉强度中等，MAC为1.68%，血/气分配系数小（1.9)，诱导、苏醒等较快。吸入的80%以上以原形从肺呼出，仅2%～5%被代谢，主要经肝微粒体酶催化，变成氟化物经肾排出。

有镇痛和肌肉松弛作用，与非去极化肌肉松弛药有协同作用，停药后肌肉松弛作用迅速消失，适用于重症肌无力病人，可不用或少用肌肉松弛药（简称肌松药）。

对心肌收缩有抑制作用，使外周血管阻力下降，致血压下降，心排血量减少，不增加心肌对儿茶酚胺的敏感性。

浅麻醉时，脑电图呈高幅慢波；深麻醉时，可出现惊厥性棘波，但不引起中枢神经功能障碍。灌注压不变时，可使脑血管扩张、脑血流量增加、颅内压增高。若血压下降，则脑血流量下降。

抑制胃肠道蠕动和分泌，对子宫平滑肌也有一定抑制作用，可降低眼压。除使血中醛固酮升高、儿茶酚胺降低外，对皮质醇、胰岛素、促肾上腺皮质激素（ACTH）、抗利尿激素（ADH）及血糖均无影响。

2）用法和用量：盛入特制的挥发器中使用，诱导吸入浓度为2%～25%，维持麻醉吸入浓度为1.5%～2%，依麻醉深浅调节吸入浓度。

3）不良反应和注意事项：①麻醉期间不宜长时间过度通气，以免$PaCO_2$过低导致惊厥发生；②癫痫病人禁用；③反复应用或使用氟烷后再用恩氟烷可引起肝损害。

（3）异氟烷（isoflurane，异氟醚，异氟烷，forane，aerrane）：

1）药理作用：全身麻醉效能高，MAC为1.15%，血/气分配系数为1.2，诱导快、苏醒快。化学性质稳定，体内生物转化极少，几乎全部以原型从肺呼出。

对心肌有直接抑制作用，但心率加快，心排血量不减少，使外周阻力下降，血压降低。降低冠状动脉（简称冠脉）阻力，增加冠脉流量，降低心肌氧耗。不诱发心律失常，不增加心肌对儿茶酚胺的敏感性。

可使收缩的支气管扩张，有利于慢性肺疾患和支气管哮喘的处理。

对肾脏无明显损害，可降低眼压，不升高血糖。有中枢性也有抑制乙酰胆碱受体引起的肌肉松弛作用。

2）用法和用量：盛入特别的异氟烷挥发器中使用，麻醉时以2%浓度诱导，1.2%～1.7%浓度维持。

3）不良反应和注意事项：①毒性虽低，逾量仍可引起呼吸、循环衰竭，深麻醉时可使产科手术出血增多；②高吸入浓度时，冠脉血管扩张可能产生盗血综合征（steal syndrome）；③异氟烷肝毒性问题尚无定论，鉴于氟化物吸入麻醉药之间可能存在交叉反应，对于使用这类药物后曾发生肝损害的病人，亦不宜再用异氟烷。

（4）七氟烷（sevoflurane，七氟醚，sevrofrane）：

1）药理作用：MAC为1.71%，血气分配系数为0.63，故诱导快、苏醒快。组织溶解性较低，在体内的代谢程度相应也低。

对循环抑制轻，不增加心肌对儿茶酚胺的敏感性，不易引起心律失常。

麻醉时不增加脑血流量，颅内压增加不明显，脑耗氧量下降。有一定的肌肉松弛作用，可强化肌松药的肌肉松弛作用。

对呼吸道刺激小，可松弛气管平滑肌，能用于哮喘病人。

2）用法和用量：盛入特别的挥发器中使用，诱导浓度可达4%以上，维持麻醉应在3%以下。

3）不良反应和注意事项：①化学性质不够稳定，与碱石灰接触产生的分解产物，对机体的毒性作用尚不明确，最好用钡石灰，而不用钠石灰；②在低氧状态下，有肝、肾损害的可能，1个月内曾使用吸入全身麻醉有肝损害者禁用，肾功能差者慎用；③本人或家族对卤化麻醉药有过敏或有恶性高热因素者禁用。

（5）地氟烷（desflurane，地氟醚，优宁，superane）：

1）药理作用：作用强度较低，MAC为4.58%～7.25%，血/气分配系数为0.42，血液和组织溶解度低，作用快、苏醒快。在体内几乎无化学降解，机制不明确。

产生剂量依赖性心血管功能及心肌收缩力的抑制，中心静脉压及心率增加，体循环血管阻力、后负荷、心搏指数及平均动脉压下降，但心排血量能维持不变。使冠脉扩张但不诱发冠脉盗血现象。

对中枢神经系统的抑制与剂量有关，不引起癫痫样改变，适用于癫痫病人。

对肝、肾无损害。

2）用法和用量：因沸点低（23.5℃），室温下蒸气压高，不能使用标准挥发器，需用电子装置控制温度的挥发器，成人麻醉诱导浓度为4%～11%，麻醉维持为2.5%～8.5%。

3）不良反应和注意事项：①低浓度时可增加脑血流量，使颅内压增高。②浓度>6%时行麻醉诱导可刺激呼吸道，产生咳嗽、屏气、过度分泌、痉挛等反应，对小儿更明显；

③麻醉后恶心、呕吐的发生率比异氟烷高；④不推荐用于神经外科、妊娠期间、可疑恶性高热敏感的病人。

（6）氧化亚氧（nitrous oxide，笑气，N_2O）：

1）药理作用：化学性质稳定，不与血红蛋白结合，以物理溶解状态存在于血液中。血/气分配系数小，为0.47。在体内几乎不分解，绝大部分以原形由肺呼出，少量经皮肤排出，微量排至尿和肠道气体中。

全身麻醉效能低，MAC高达105%（高压舱中），单独使用无法达到较深麻醉，吸入浓度高达80%意识才消失，再增大吸入浓度，势必引起缺氧。

镇痛作用强，20%氧化亚氮产生的镇痛作用与吗啡15 mg相当，镇痛作用随浓度增加而增加，与内源性阿片肽浓度增加有关。

很少引起心律失常。

对呼吸道无刺激，分泌物不增加，纤毛活动不受抑制。

对肝、肾、胃肠道和子宫无明显作用，亦无毒性。

2）用法和用量：必须具备配有$O-N_2O$流量表的麻醉机，以准确地指示每分钟氧和氧化亚氮的流量，才能进行麻醉。

诱导时允许有2～3分钟吸入80%，维持麻醉不得超过65%，即氧浓度应在35%以上。

3）不良反应和注意事项：①使脑血管扩张，脑血流量增加，颅内压升高，增强脑代谢。②对心肌有直接抑制作用，其程度与浓度相关，由于前、后负荷未减轻，可使右心房压明显增高。在麻醉性镇痛药使用后，将进一步加重后者对循环的抑制。③可增加儿茶酚胺的释放，与氟烷合用，容易引起心律失常。④吸入浓度超过80%有发生缺氧的危险，临床应用控制在70%以下。停止吸入氧化亚氮的最初几分钟，体内大量氧化亚氮迅速进入肺泡内，使肺泡内的氧被稀释而分压下降，造成“弥散性缺氧”，停吸氧化亚氮后，应继续吸纯氧5～10分钟。⑤体内闭合空腔平时充满氮气，氮气血中溶解度小，氧化亚氮的溶解度比氮气高，血 / 气分配系数是氮气的35倍。因此，氧化亚氮的体内弥散速度大于氮气，容易进入体内密封性气腔使其容积增大，应禁用于肠梗阻、气胸、空气栓塞、气脑造影等有体内闭合空腔的病人。⑥骨髓抑制，吸入50%氧化亚氮24小时，人的骨髓可出现巨幼细胞抑制，因氧化亚氮可与维生素B_{12}竞争，干扰一些依赖维生素B_{12}的酶的活性，从而抑制脱氧核糖核酸的合成和血细胞发育，但短时间吸入并无妨碍。

2.静脉麻醉药：

（1） 硫喷妥钠（thiopental sodium，潘妥散，pentothal）：

1）药理作用：系静脉麻醉药，可降低神经生理和脑的功能活动，小剂量镇静和催眠，大剂量麻醉。一次静脉注射（简称静注）后，臂一脑循环时间约10秒钟，即能发挥作用。1分钟后，55%的药物便已进入只占体重6%的脑、心、肝、肾等组织，28%进入肌肉等组织，脂肪吸收5%，血浆内只剩留12%，使病人很快苏醒。储存在脂肪中的硫喷妥钠再缓慢释放出来，使病人苏醒后又有较长时间的睡眠。大部分在肝内被微粒体代谢，仅0.3%以原型随尿排出。

2）用法和用量：①静脉麻醉，可配成2%～2.5%浓度使用，面罩给氧下缓慢静注，先小量（0.5～1mg / kg），观察病人反应情况，再增量到3～5 mg / kg，待病人入睡，眼睑反射消失，眼球固定，即达到手术麻醉要求。术中按刺激反应间断补充2～3 ml，总量不超过1 g。②基础麻醉，用2%～2.5%浓度作深部肌内注射（简称肌注），10～20 mg / kg，约5分钟后入睡，主要用于5岁以下小儿。

3）不良反应和注意事项：①剂量大、注速快，可直接抑制心肌和延髓血管运动中枢，交感神经抑制使周围血管扩张，从而导致心肌收缩力减弱、心排血量下降、心率增快、血压下降。②对呼吸中枢有明显抑制作用，程度与麻醉浓度相平行。交感神经抑制的结果，使喉头、支气管平滑肌处于敏感状态，有诱发喉痉挛和支气管痉挛的可能。因此无急救设备、不具备吸氧及气管内插管条件等情况下禁忌使用。③该药呈强碱性，对静脉管壁有刺激性，可并发静脉炎。注入血管外则产生疼痛、肿胀、红斑、硬结、溃疡，甚至皮肤坏死。误注入动脉，有产生动脉栓塞、肢体坏死的危险。④可通过胎盘屏障影响胎儿，剖宫产时应特别慎重。⑤对于有呼吸道梗阻、严重失代偿心脏病、严重贫血、休克、脱水、尿毒症、肾上腺皮质功能不全、支气管哮喘、紫质症等情况的病人，应禁忌使用。

（2）氯胺酮（ketamine，氯胺酮，ketaler，ketaiect）：

1）药理作用：脂溶性大，能迅速进入中枢神经。静注2 mg / kg，15秒意识模糊，30秒意识消失，消除半衰期2～3小时，分布半衰期为7～17分钟。主要在肝脏生物转化为去甲氯胺酮，然后逐渐代谢成无活性化合物。

选择性地抑制大脑的联络系统和丘脑皮质系统，对脑干网状结构激活系统没有或很少影响，兴奋延髓和边缘系统，因而出现感觉与环境分离。这种选择性的兴奋和抑制作用，称为分离麻醉（dissoeiative anesthesia）。麻醉特征为表情淡漠、意识消失、眼睛睁开、深度镇痛和肌张力增强。

对心血管的作用是间接兴奋和直接抑制的综合结果，一般情况下兴奋胜于抑制，临床表现为血压升高、心率增快等。但病情危重、处于休克或强烈应激反应状态下，心血管功能维持在临界线或儿茶酚胺已明显耗竭时，对心功能的抑制就可能显示出来。可使呼吸减浅变慢，但很快恢复。

2）用法和用量：①静脉麻醉，剂量1～2 mg / kg，作用维持15分钟左右，追加量为首剂的半量或全量；②静脉维持，用1%～2%氯胺酮溶液静脉滴注（简称静滴），滴速10～30 μg /（kg・min）；③肌注，剂量4～6 mg / kg，作用维持约30分钟，追加量为首剂半量，多用于5岁以下小儿。

3）不良反应和注意事项：①单用时产生幻觉、梦呓、谵妄等精神激动现象者较多。②使眼压升高，骨骼肌张力增加，肢体不自主运动，增加子宫张力和收缩程度，能迅速通过胎盘影响胎儿。③有自身酶促作用，多次用药后可出现快速耐药性。④可抑制神经元和组织摄取去甲肾上腺素，从而使循环中内源性儿茶酚胺增多。复合使用苯二氮革、氟烷、吩噻嗪等对儿茶酚胺有影响的药物时需注意。⑤注速快、量过大，或同时使用麻醉性镇痛药，则引起呼吸明显抑制，甚至呼吸停止，对婴儿或老年人尤应警惕。⑥有严重高血压、动脉硬化、肺心病、肺动脉高压、心功能代偿不全、颅内压增高和眼压过高者，有精神病史（或疑有精神症状）、甲状腺功能亢进（简称甲亢）、饮酒者都不宜选用。

（3）羟丁酸钠（sodium oxybate，γ-羟丁酸钠，sodium hydroxybutyrate，γ-OH）：

1）药理作用：系睡眠代谢γ-氨基（GABA）的中间代谢物，静注15分钟后血药浓度达峰值，60分钟后血药浓度明显下降。在体内进行氨基转换，进入三羧酸循环，降解成二氧化碳和水，并产生能量。80%～90%以二氧化碳经肺排出，其余随尿排出。

直接抑制中枢神经活动，产生生理样睡眠，脑电图显示生理睡眠波形。无镇痛作用，作辅助麻醉用。

兴奋循环系统，使血压稍有升高，心排血量变化不明显，稍改善心肌耐受缺氧的能力，不引起心律失常。

不抑制呼吸，呼吸中枢保持对二氧化碳变化的敏感性，注药后呼吸频率略慢，潮气量稍增大，每分通气量不变。

对肝、肾无毒性，易通过血－脑屏障，不增加颅内压。使咽喉反射迟钝，气管反射减弱，嚼肌和下颌比较松弛，可在表面麻醉下完成气管内插管。

2）用法和用量：入睡剂量为 40～50 mg / kg，麻醉诱导剂量为 60～80 mg / kg，最高可达 100 mg / kg，追加量为首次量的一半。

可先静注小剂量地西泮、咪达唑仑或硫酸硫喷妥钠，入睡后再注羟丁酸钠，复合其他麻醉完成手术，也可在肌松药配合下气管内插管。

3）不良反应和注意事项：①只能用作全身麻醉的辅助药，作用维持 1.5～2 小时。②兴奋副交感神经，用药后出现心率减慢，唾液和呼吸道分泌物增多。③作用于大脑皮质，不抑制网状激活系统，可出现肌肉抽搐、不随意运动增强及锥体外束征。④可使血钾转移至细胞内，注药 15 分钟后可出现一过性血钾降低，对低钾血症病人应谨慎；术中做心电监测，如出现 ST-T 变化或出现 U 波，应及时处理。⑤有癫痫史、原因不明惊厥、慢性酒精中毒、完全性房室传导阻滞、心动过缓病人禁用。

（4）依托咪酯（etomidate，依托咪酯，依托咪酯，hypanomidate）：

1）药理作用：静注 0.3 mg / kg 后，20 秒即产生麻醉，持续时间约 5 分钟，增加剂量作用持续时间也相应延长。主要经肝脏代谢，部分经血浆酯酶降解，随尿排出体外。由于分布容积较大，从组织分布到血液又较慢，消除半衰期长达 70～270 分钟。

抑制网状激活系统，对脊髓神经元有易化或脱阻抑作用。有 R（+）和 S（一）两种同分异构体，仅 R（+）有催眠、麻醉作用。

静注起效快，血药浓度超过 0.23μg / ml 即入睡，有较强的中枢神经抑制作用，但不镇痛。可降低脑耗氧量，使脑血流量和颅内压下降，有脑保护作用。

对心血管影响轻微，即使注入 0.45 mg / kg，血压、中心静脉压、心排血量、每搏量、肺毛细血管楔压、全身血管阻力等均无显著影响。

2）用法和用量：麻醉诱导剂量为 0.3 mg / kg，老年人或危重病人减至 0.1～0.2 mg / kg。

3）不良反应和注意事项：①剂量大、注射快，可引起呼吸抑制；②注射部位疼痛，可能并发血栓性静脉炎；③麻醉诱导时，可诱发中枢性肌痉挛，严重者类似抽搐；④曾用抗高血压药、利尿药、钙拮抗药、单胺氧化酶抑制药或硫酸镁的病人，不宜选用，以免诱发血压骤降；⑤癫痫、肾上腺皮质功能低下、紫质症病人禁用。

（5）丙泊酚（propofol，异丙酚，普鲁泊，disoprofol，丙泊酚，diprivan)：

1）药理作用：静脉给药后1分钟内起作用，5～10分钟苏醒，分布半衰期为2.5分钟，消除半衰期为54.5分钟。主要在肝脏清除.长时间使用体内无明显蓄积，88%代谢产物由尿排出。

静注1 mg / kg，诱导时间平均30秒，无肌肉不自主运动、咳嗽、呃逆等不良反应。持续时间短，苏醒快而完全，没有兴奋现象。

对心血管系统有一定程度的抑制作用，与病人年龄和注射速度有关，周围血管扩张致血压下降，使心率稍增快。

注药后呼吸呈轻度抑制，呼吸减浅、变慢、潮气量减少，对支气管张力无影响，可用于哮喘病人。使眼压下降，对内眼手术有利。对肝、肾功能无影响。

2）用法和用量：①麻醉诱导，1～2 mg / kg。②麻醉维持.间断注射，用量为首次量的1 / 5～1 / 2；静滴，6～9 mg / (kg·h)。

3）不良反应和注意事项：①注射部位稍感疼痛，乳剂配方可明显减轻；②麻醉后血细胞比容和血红蛋白量减少，血糖轻度升高；③注入量多或注速快时有短暂的呼吸、循环抑制，麻醉时应密切注意。

（6）咪达唑仑（midazolam，咪达唑仑，咪达唑仑，dormicum，力月西，hypnoved，versed，dabralam)：

1）药理作用：静注后2～3分钟即可入睡，消除半衰期为1.5～2.5小时，40%在肝脏代谢，代谢产物与葡糖醛酸结合后由肾脏排出。无镇痛作用，可产生镇静、抗惊厥作用，有暂时的顺行性遗忘作用。

对循环有轻度抑制，使血压下降，心率反射性增快。

对呼吸也有轻度抑制，降低潮气量，增快呼吸频率，缩短呼气时间，但不影响功能残气量和剩余肺容量。

2）用法和用量：麻醉前用药，术前30分钟，肌注10 mg；麻醉诱导，0.1～0.2 mg / kg静注；麻醉维持，0.15mg / （kg·h）静滴。

3）不良反应和注意事项：①注射部位可引起静脉炎甚至栓塞；②器质性脑病、严重呼吸功能不全者慎用；③妊娠3个月内、重症肌无力及对苯二氮革过敏者禁用。

（7）芬太尼（fentanyl，sublimaze）：

1）药理作用：属强效性麻醉性镇痛药，作用与吗啡相似，镇痛强度为吗啡的75～125倍，作用时间约30分钟。脂溶性高，易通过血－脑屏障，也易从脑重新分布到体内脂肪和肌肉组织。反复注射可产生蓄积作用，使作用时间延长，血浆蛋白结合率为84%，消除半衰期为4.2小时。在肝脏内生物转化，水解成无药理活性的代谢物随尿液和胆汁排出，不到8%以原形从尿中排出。

不抑制心肌收缩力，不影响血压，不释放组胺。

对呼吸有抑制作用，表现为频率减慢，注药后5～10分钟，抑制达最大程度，持续约10分钟后逐渐恢复。反复注射或大剂量注射，可在用药后3～4小时出现延迟性呼吸抑制。

可引起心动过缓、恶心、呕吐等反应。

用于术中、术后镇痛，与镇静药合用作麻醉辅助药，静脉麻醉用于心脏直视手术。

2）用法和用量：①静脉麻醉，小剂量10～30μg/kg，大剂量30～70μg/kg，用于手术时间长的心血管手术；②麻醉辅助用药，芬太尼0.1 mg和氟哌利多5 mg混合组成神经安定镇痛剂（即innovor）；③止痛，肌注或静注，50～100 μg/次。

3）不良反应和注意事项：①快速静注可引起胸壁和腹壁肌肉僵硬，影响通气；②与中枢神经抑制药、麻醉性镇痛药、全身麻醉药（简称全麻药）有协同作用；③单胺氧化酶抑制药能增强其作用，可引起严重的低血压、呼吸停止、休克等，应停药2周后才能使用本品；④原则上芬太尼麻醉只适用于需延迟拔除气管导管的手术病人，其他病人可选择性地作辅助麻醉用；⑤慢性阻塞性肺部疾病、呼吸储备力降低、脑外伤昏迷、颅内压增高、脑瘤等易出现呼吸抑制的病人，对本品过敏者、重症肌无力病人禁用。

（8）舒芬太尼（sufentanil，舒芬太尼，sufenta）：

1）药理作用：属苯基哌啶衍生物，α-受体激动药，强效阿片类镇痛药，镇痛作用强度是芬太尼的5～10倍。主要用作静脉麻醉。

脂溶性高，约为芬太尼的2倍。血浆蛋白结合率为92.5%，消除半衰期为164分钟，大剂量或反复给药后3～4小时可出现第2个血药浓度峰值。主要经肝脏代谢，约1%以原型从肾脏排泄。

2）用法和用量：麻醉诱导，0.5～5 μg/kg；麻醉维持，0.75～0.7μg/(kg·h)。

3）不良反应和注意事项：①常见有呼吸抑制和骨骼肌强直，偶见低血压、高血压、胸壁强直、心动过缓、心律不齐；②其他不良反应有恶心、呕吐、支气管痉挛、呼吸暂停、肌肉震颤、寒战、皮肤瘙痒、红斑等反应。

（9）阿芬太尼（alfentanil）：

1）药理作用：麻醉性镇痛药，静注后迅速分布至全身组织内，以肝、肾、肺的浓度最高，血浆蛋白结合率为92%，消除半衰期为90分钟。在肝

脏迅速降解成无活性的代谢物，75%由尿排出。

作用起效快，静注后1分钟能达到最大作用，持续时间较短，镇痛效果为芬太尼的1／10。因很少有蓄积作用，主要用作静脉麻醉。

2）用法和用量：静脉麻醉，20～40μg／kg。

3）不良反应和注意事项：呼吸抑制作用明显，麻醉诱导阶段可引起肌强直，术后可出现恶心、呕吐。

（10）瑞芬太尼（remifentanil，雷米芬太尼）：

1）药理作用：是一种新型的α受体激动药，镇痛作用比阿芬太尼大5～10倍，略强地芬太尼（1.34：1）。作用快，消除快，静注后1分钟即迅速达到血脑平衡，消除半衰期3～10分钟。化学结构中有不稳定的酯键，可被血液和组织中特异性酯酶水解，水解后产生的羟酸代谢物几乎无活性，重复或长期使用药物无蓄积作用，利于肝、肾功能不全病人的使用。

2）用法和用量：目前只有静脉注射剂。①麻醉诱导：0.5μ(kg·min)；②麻醉维持：0.25～0.4μg／(kg·min)；③术后静脉自控镇痛：0.1μg／(kg·min)。

3）不良反应和注意事项：①给药后可出现心动过缓和血压下降，程度与芬太尼相似；②可出现呼吸抑制，呈剂量依赖性，但增加剂量并不延长其作用时间；③可引起骨骼肌僵直，并与给药剂量和给药速率有关，可用肌松药或阿片受体拮抗药拮抗；④禁用于硬膜外或蛛网膜下腔，禁用于对芬太尼类敏感的病人。

二、局部麻醉药

1.普鲁卡因（procaine，普鲁卡因，novocaine）：

（1）药理作用：普鲁卡因局部注射可改变细胞膜对Na^+的通透性，通过钠通道阻止Na^+的内流，使动作电位不能产生，从而阻断神经传导功能。

注入组织后，3～5分钟出现局部麻醉作用，维持45～60分钟。在血循环中被胆碱酯

酶水解，生成对氨基苯甲酸和二乙氨基乙醇，80%对氨基苯甲酸以原型和结合方式经。肾随尿排出，而二乙基乙醇仅有 30%自肾排出，其余为肝酯酶水解。

静滴对中枢神经有镇静和镇痛作用，表现为嗜睡和痛阈提高。

对心肌有负性肌力作用，小剂量时心率增快，血压轻度降低，心排血量无改变。用量增加，可明显抑制心室收缩力，舒张期容积增加，每搏量减少，最后可因泵衰竭而心搏停止。

对心肌传导组织也有抑制作用，低浓度时有抗心律失常作用，血液浓度升高，可抑制房室传导和束支传导功能。

可扩张血管使吸收增快，以致毒性反应发生，引起恶心、出汗、脉速、呼吸困难、颜面潮红、兴奋、谵妄、惊厥。对过敏体质病人有发生过敏性休克的可能。

（2）用法和用量：局部浸润麻醉用 0.25%～1%浓度，神经阻滞麻醉用 1.5%～2%浓度，成人最大用量为 1 g / 次；蛛网膜下腔阻滞（简称腰麻）：常规剂量不超过 150 mg；普鲁卡因静脉麻醉，常用 1%～2%溶液静滴，与其他全麻药、麻醉性镇痛药和肌松药复合应用。

（3）不良反应和注意事项：①对皮肤和黏膜的穿透力很弱，不作表面麻醉和硬膜外麻醉作用；②能增强琥珀胆碱的肌肉松弛作用，两者同时静滴，较少量的琥珀胆碱就可产生明显的肌肉松弛作用；③忌与抗胆碱酯酶药和磺胺类药同用，已用足量洋地黄的病人宜慎用；④为延长局部麻醉时间，减少中毒反应，在溶液中加入少量（1：20 万）。肾上腺素，可延长时效 20%，主张在用前临时按需加入肾上腺素；⑤对本品有过敏史的病人禁用。

2. 丁卡因（tetracaine，丁卡因，丁卡因，dicaine，pontocaine）：

（1）药理作用：麻醉强度大，毒性也大，为普鲁卡因的 10～16 倍。1～3 分钟起效，穿透力强。吸收后大部分经肝微粒体酶分解，生成对氨基苯甲酸和氨基醇，血浆酯酶包括血浆胆碱酯酶也能水解，代谢产物随尿排出。

对心脏有奎尼丁样作用，心肌抑制作用较强，严重时可引起心脏泵衰竭、室颤或心搏停止。

（2）用法和用量：①表面麻醉，常用 1%～2%浓度；②神经阻滞和硬膜外阻滞，常用 0.2%～0.3%浓度，成人最大用量不超过 60 mg / 次；③腰麻，常用 0.3%～0.5%浓度，成人最大用量不超过 10 mg / 次。

（3）不良反应和注意事项：①大剂量可致心脏传导系统和中枢神经系统抑制；②误入血管可引起急性中毒，严重者可猝死，严禁静注；③产生过敏反应较普鲁卡因严重；④与碱性物质、碘、乙醇互相混合，易产生沉淀而失效；⑤不作局部浸润麻醉用。

3. 利多卡因（lidocaine，塞罗卡因，xylocaine，lignocaine）：

（1）药理作用：麻醉作用强度为普鲁卡因的2～3倍，毒性为普鲁卡因的1～2倍。起效快（1～3分钟）、穿透力强、弥散广，维持作用时间1.5～2小时。

注射后迅速分布，能透过血一脑屏障及胎盘。其降解代谢主要依靠肝细胞内微粒体酶系。代谢产物随尿排出。

有明显的中枢神经抑制作用，表现为镇静和嗜睡，痛阈提高，并能有效地抑制咳嗽反射。治疗量具有迅速、有效、安全的抗室性心律失常作用，主要用于室性心动过速及频发室性期前收缩。

（2）用法和用量：①表面麻醉，常用2%～4%浓度；②局部浸润麻醉，常用0.2%～0.5%浓度；③神经阻滞和硬膜外阻滞，常用1%～2%浓度，成人1次最大用量为400 mg；④静注治疗室性心律失常，剂量1～2 mg / kg，如无效可10～15分钟再注射1次，剂量相同，同时取100 mg加入5%～10%葡萄糖注液100～200 ml内静滴，每小时不超过100 mg。

（3）不良反应和注意事项：①因渗透性强，吸收快，易致中毒反应，如嗜睡、头昏、肌肉震颤或抽搐，应停药给氧；②大剂量可抑制心肌收缩力、降低血压、影响房室传导、加重室内阻滞、引起心脏停搏；③具有增强琥珀胆碱的肌肉松弛作用；④对本品过敏者禁用。

4. 丁哌卡因（bupivacaine，丁哌卡因，丁哌卡因，丁哌卡因，marcaine）：

（1）药理作用：酰胺类长效局部麻醉药.给药后5～15分钟作用开始，15～25分钟达高峰，消除半衰期约8小时，作用可维持5～10小时。主要由肝脏代谢，代谢速度较慢，代谢产物为哌啶二甲代苯胺（PPX），大部分经代谢后由肾脏排泄，仅少量以原形随尿排出。

毒性与丁卡因相似，因引起循环虚脱和惊厥的剂量比值小，往往中毒时循环虚脱和惊厥同时发生。易引起严重的室性心律失常，而且复苏困难。

（2）用法和用量：①神经阻滞，常用0.25%～0.5%浓度；②硬膜外阻滞，常用0.5%～0.75%浓度，1次最大剂量不超过150 mg；③腰麻，0.5%～0.75%浓度加入10%葡萄糖注射液内成为重相对密度液，最大剂量不超过20 mg / 次。

（3）不良反应和注意事项：①使用本品严禁过量，也应避免进入血管；②与碱性药物混合会发生沉淀；③肝、肾功能严重不全，低蛋白血症病人慎用。

5.罗哌卡因（ropivacaine，耐乐品，naropin）：

（1）药理作用：是一种新型长效酰胺类局部麻醉药，化学结构介于甲哌卡因和丁哌卡因之间，其物理、化学性质与丁哌卡因相似，脂溶性较丁哌卡因差。注药后 2～4 分钟起效，感觉神经阻滞可达 5～8 小时。产生运动神经阻滞和感觉神经阻滞的程度大于布比卡因。心脏毒性较丁哌卡因低，引起心律失常的阈值高，心脏复苏的成功率高。中枢神经的毒性较丁哌卡因低，致惊厥的阈值较高。本品适用于神经阻滞特别是硬膜外阻滞和术后镇痛、分娩镇痛。

（2）用法和用量：①硬膜外阻滞，用 0.75%～1%的浓度；②外周神经阻滞，常用 0.5%～0.75%浓度；③术后镇痛和分娩镇痛，可用 0.1%～0.2%浓度，最大剂量为 200 mg / 次。

（3）不良反应和注意事项：不良反应与布比卡因相似，偶有低血压、恶心、呕吐、心动过缓、感觉异常，但极少发生心脏毒性反应。

第二节　肌肉松弛药

一、琥珀胆碱

【药理作用】琥珀胆碱（suxamethonium，氯琥珀胆碱，scoline，succinylcholine）系去极化肌松药，与乙酰胆碱受体结合使离子通道开放，接头后膜去极化形成终板电位，肌肉不再对其后到达的兴奋发生反应，出现肌肉松弛效应。

静注 0.8～1 mg / kg，15～20 秒出现肌纤维成束收缩，1 分钟左右肌肉松弛，呼吸停止可持续 4～5 分钟，肌肉松弛 5～10 分钟，作用迅速、短暂且完全，对于喉头及气管肌麻痹尤为彻底，非其他肌肉松弛药可比拟。

进入血液后迅速为假性胆碱酯酶水解，产生琥珀单胆碱和胆碱，仅 10%抵达神经肌肉接头处，需较大剂量才产生肌肉松弛。有 10%以原型经肾随尿排出。

在去极化过程中可产生肌纤维成束收缩，有升高眼压、胃内压、颅内压的可能，也有 20%以上的人产生术后肌痛。预先静注小剂量肌松药，有益于减轻上述不良反应。可使钾离子自肌细胞内向细胞外转移，使血钾升高。可兴奋心脏毒蕈碱受体，引起心动过缓。

【用法与用量】

①麻醉诱导：1～2 mg / kg 静注；②麻醉维持：可稀释成 0.1%～0.2%浓度静滴；③肌注：用于儿童和不合作病人，1～2 mg / kg，3～4 分钟后起作用，维持 20～30 分钟。

【不良反应与注意事项】

①大剂量或连续静滴时，可发生脱敏感阻滞而使肌肉松弛时效延长，临床上应重视拔管时期，一定要在自主呼吸恢复稳定后才能拔除气管导管；②禁用于严重烧伤、广泛软组织损伤、肾衰竭等血钾明显升高的病人；③青光眼、眼穿透伤、妊娠、腹水、肠梗阻发生胃内容物反流而致误吸、有恶性高热家族史的病人，相对禁忌。

二、溴己氨胆碱碱

【药理作用】

溴己氨胆碱 （hexcai olacholine，氨酰胆碱，印巴梯，imbretil）属双相性肌松药，此药的阻滞性质开始是去极化阻滞，但很快发展成脱敏感阻滞。

静注后 2～3 分钟起作用，4～6 分钟达峰值，维持 30～40 分钟。此药在体内不分解代谢，几乎完全由。肾脏排泄，静注后 2 小时，50%以原形随尿排出，6～8 小时后排出 75%。

肌肉松弛效能是箭毒的 3～5 倍，几无组胺释放，对心血管系统无明显不良影响。

静注后有骨骼肌（尤其腓肠肌）成束收缩现象，可使眼压暂时升高。

【用法与用量】

静注：2～4 mg / 次，极量 8 mg / 次，重复应用总量不超过 40mg / kg。

【不良反应与注意事项】

①麻醉结束后常发生通气不足，应在手术结束前 1 小时停药；②用新斯的明拮抗作用的效果不肯定；③肾功能不全和青光眼病人、孕妇分娩前、肾移植病人禁用。

三、筒箭毒碱

【药理作用】

筒箭毒碱（tubocuraine，氯筒箭毒碱，tubocurlarine chloride）系非去极化肌松药，与乙酰胆碱竞争运动终板上的胆碱受体，从而阻断乙酰胆碱的去极化作用，使肌肉松弛。

静注后 2 分钟开始起作用，4 分钟作用达高峰，作用维持 20～25 分钟。血浆内浓度之半衰期为 5～7 分钟，消除半衰期为 45 分钟。

肾脏是主要消除部位，约 1 / 3 原型经尿排出，其次经肝胆系统排泄，后者再。肾功能不全时有代偿意义。

静注后眼、咽、喉部肌肉较易松弛，然后颈、四肢和躯干肌肉逐渐失去张力，膈肌最后麻痹。组胺释放作用明显，可上升 100%～200%，由于组胺释放，可使血压下降，心率增快，可引起皮疹、支气管痉挛。肝功能障碍病人，由于其分布容积增大，开始时需要量可能增大，但其后在体内消除减慢，时效可延长。

【用法与用量】

静注：0.1～0.2 mg / kg，使四肢肌肉松弛；0.4～0.5 mg / kg，使腹肌松弛；0.5～0.6 mg / kg，可满足气管内插管要求，追加量为首剂的 1 / 5～1 / 3。

【不良反应与注意事项】

①肥胖病人和出生 3～4 周新生儿用量宜酌减；②硫唑嘌呤、茶碱、咖啡因、胆碱酯酶抑制药可对抗其作用；③与乙醚、恩氟烷等合用，肌肉松弛作用加强，用量应减少；④与庆大霉素、四环素、林可霉素等抗生素合用，有肌肉松弛协同作用；⑤与氟烷合用，降压作用增大；⑥禁用于支气管哮喘和重症肌无力病人。

四、戈拉碘铵

【药理作用】

戈拉碘铵（gallamine triethiodide，三碘季胺酚，戈拉碘铵，flaxedil，pyrolaxon）为人工合成的非去极化肌松药，作用与筒箭毒碱相似，但较弱，肌肉松弛作用为筒箭毒碱的 1 / 6～1 / 5。起效较快（约 1 分钟），作用持续 30 分钟左右。在体内不分解，几乎全部由肾脏排泄，重复静注可产生蓄积作用。

可解除迷走神经对心脏的作用，用药后可引起心率加快和轻度血压升高。无组胺释放作用。

【用法与用量】

静注：1～1.5 mg / kg 可达满意肌肉松弛效果；气管内插管时，剂量可达 3～4 mg / kg。

【不良反应与注意事项】

①与氟烷、环丙烷合用，可消除全麻药所致的心动过缓；②肌肉松弛作用可被胆碱酯酶药拮抗；③重症肌无力，高血压，心、肾功能不全和碘过敏病人禁用。

五、泮库溴铵

【药理作用】

泮库溴铵（paneuronium bromide，泮库溴铵，泮库溴铵，pavulon）是人工合成的含有2个季胺团的甾族非去极化肌松药，但无甾族的激素作用，其强度为筒箭毒碱的5倍，释放组胺作用轻微，不易透过胎盘屏障。静注后1分钟出现作用，2～3分钟达肌肉松弛高峰，维持30分钟。在肝内代谢，主要代谢物3-羟基泮库溴铵具肌松作用，强度为原型药的一半。60%～80%经肾脏排泄，小部分经肝胆系统排泄。

可特异性阻滞心脏房室结M胆碱受体，有中度解迷走神经效应，从而使心率增快、血压升高，个别病人甚至发生室性心律失常，与氟烷合用则不良反应可能性更大。

【用法与用量】

静注：0.04～0.08 mg / kg，追加量为首剂的1 / 5～1 / 3。

【不良反应与注意事项】

①肾功能不全和胆道梗阻病人，时效延长；②对假性胆碱酯酶活性有中等抑制作用，但历时短暂，胆碱酯酶抑制药对之有拮抗作用；③反复使用有蓄积作用；④高血压，严重肝、肾功能不全及梗阻性黄疸病人应慎用。

六、维库溴铵

【药理作用】

维库溴铵（recklronium bromide，维库溴铵，万可罗宁，noreuron）为泮库溴铵2位甲基脱去后得到的单季铵类固醇，中效非去极化型肌松药，其作用似泮库溴铵。静注1分钟后起作用，3～5分钟达高峰，20分钟左右开始消退，半衰期50分钟。

进入血液后，迅速分布至神经肌肉接头处，故起效迅速。肝脏是主要消除器官，大部分以原型，小部分以代谢产物形式迅速排泄，仅20%左右经肾脏排泄。

药效较泮库溴胺略强，组胺释放轻微，用后循环动力学稳定，血压、心率及心电图均无变化。

【用法与用量】

①麻醉诱导：静注，0.07～0.15 mg / kg，追加量为首剂的1 / 3～1 / 2；②麻醉维持：

可静滴，1μg/(kg·min)，维持90%肌肉松弛作用。

【不良反应与注意事项】

①肌肉松弛作用易被胆碱酯酶抑制药拮抗；②肝硬化、梗阻性黄疸时，其消除减慢，时效延长。

七、阿曲库铵

【药理作用】

阿曲库铵（atracurium，苯磺阿曲库铵，阿曲库铵，tracrium）为非去极化型肌松药，作用与筒箭毒碱相同。静注后1分钟起效，2～4分钟达高峰，作用持续30分钟左右。通过霍夫曼消除（Hofman elimination）和酯解反应而分解，前者系一纯化学过程，肝、肾功能，假性胆碱酯酶活性等生物学过程对其无影响，为主要消除途径。解迷走神经效应与维库溴铵一样轻微，偶见心动过缓。释放组胺作用为筒箭毒碱的1/3，偶可引起皮疹和支气管痉挛。反复用药无蓄积作用。

【用法与用量】

①麻醉诱导：静注，0.5～0.8 mg/kg，追加量为首剂的1/3～1/2；②麻醉维持：静滴，5～10 μg/(kg·min)，可使肌力被抑制 90%。

【不良反应与注意事项】

①肌肉松弛效应为胆碱酯酶抑制药所对抗；②不宜与硫喷妥钠等碱性药物混合；③温度升高有利于霍夫曼反应的进行，药物应在4℃以下低温储存，以免影响药效。

八、哌库溴铵

【药理作用】

哌库溴铵（pepecuronium bromide，阿端，arduan）是一种具有双季胺甾体结构的长效非去极化肌松药，具有双重作用机制，既作用于神经接头乙酰胆碱受体，也抑制乙酰胆碱的释放。

静注0.052 mg/kg，药效持续53分钟，分布容积大，最初分布容积（Vdc）110 ml/kg。稳态分布容积（Vdss）309 ml/kg。血浆清除率快2.4 ml/kg，8相半衰期（$T_{1/2}$β）137分钟。主要在肝脏代谢，24小时内56%由肾脏排泄.1/3以去乙酰哌库溴铵形式排泄，3/4以原形排出。

对心血管无明显不良反应，心功能不正常病人的循环系统也无改变，对颅内压没有影响，用于。肾衰竭病人无心脏不良反应。不导致组胺释放，对于过敏体质病人是安全的。能促进血浆肾上腺素和去甲肾上腺素的降解。

【用法与用量】

①麻醉诱导：50～80μg/kg，静注，2～5分钟达良好插管状态，追加量为首剂的1/2；②麻醉维持：12～14μg/(kg·min)，静滴，不发生药物蓄积。

【不良反应与注意事项】

①氟烷、恩氟烷、异氟烷可增强其作用，起效时间加快，持续时间延长；②黏菌素可延长其作用时间；③用于肾衰竭可能导致神经肌肉阻断时间延长。

九、罗库溴铵

【药理作用】

罗库溴铵（rocuronium bromide，爱可松，esmeron）是起效快的中效甾类非去极化肌松药，肌肉松弛强度为维库溴铵的15%～20%，注药后60～90秒起效，作用维持25～30分钟，消除半衰期97（±49）分钟。给药量的30%～40%以原型经胆汁排出，13%～30%经尿排出。对心血管系统无明显影响，不释放组胺。

【用法与用量】

①麻醉诱导：0.6mg/kg，静注，追加量首剂的1/3；②麻醉维持：5～10μg/(kg·min)，静滴。

【不良反应与注意事项】

①目前不推荐怀孕期间应用罗库溴铵；②肝、肾功能不全病人需慎用；③既往对罗库溴铵或溴离子有过敏者禁用。

第三节　麻醉拮抗药

临床常用的全麻药物，从发现伊始便在研究寻找其拮抗药。在麻醉药物过量或中毒时拮抗药有治疗作用，当手术结束时应用有催醒作用。目前已发现的常用拮抗药，按作用机制的不同有苯二氮卓类拮抗药、阿片受体拮抗药、肌肉松弛药拮抗药等。

一、苯二氮卓类拮抗药

现以氟马西尼（flumazenil，氟马泽尼，安易醒）为例作一说明。

【药理作用】

通过竞争机制抑制苯二氮卓类与其受体结合，从而消除苯二氮卓类的作用，适用于逆转的中枢神经镇静和催眠作用。

口服后吸收迅速，20～40 分钟血药浓度达峰值，生物利用度仅 16%。血浆蛋白结合率为 40%～50%。静注后立即生效，约 1 分钟产生最大效应，消除半衰期为 50 分钟，作用持续 90～120 分钟。差不多完全经过肾脏排泄（99%）。

毒性小，对心血管系统无明显影响，对呼吸无影响，却能消除苯二氮卓类的呼吸抑制作用。少数病人有恶心、呕吐。快速注射可有焦虑、心悸、恐惧等不适感，一过性血压增高，心率增快。癫痫病人可出现抽搐发作。

【用法与用量】

①对苯二氮卓类中毒的治疗：采取小量分次静注，0.1 mg / 次（或 0.003 mg / kg），1 次 / mln，直至苏醒，总量不超过 2 mg；维持疗效：0.1～0.4 mg / h，静滴。②麻醉后拮抗苯二氮卓类的残余作用，首次剂量 0.2 mg，静注，60 秒钟后如不能唤醒病人，再静注 0.1 mg，1 次 / min，直至病人清醒，总量不超过 1 mg。③长期使用苯二氮卓类控制躁动，施行机械通气的病人，停用机械通气前拮抗苯二氮卓类，参照以上方法用药。

【不良反应与注意事项】

①用药后勿参加需精神完全集中的危险工作，如开危险机器或驾驶汽车；②手术结束时，勿在周围肌肉松弛消失前使用；③禁用于对此药过敏、正在应用苯二氮卓类药控制癫痫持续状态、有严重抗抑郁药中毒的病人。

二、阿片受体拮抗药

现以纳洛酮（naloxone，羟基吗啡酮，N-烯丙去甲羟基吗啡酮，oxymotphone）为例作一说明。

【药理作用】

系阿片受体拮抗药，不仅拮抗吗啡等纯阿片受体激动药，而且拮抗阿片受体激动一拮抗药（如喷他佐辛）。

亲脂性强，易透过血－脑屏障，静注后，脑内浓度可达血浆浓度的 4.6 倍。与血浆蛋白结合率为 46%，消除半衰期为 30～78 分钟，主要在肝内经生物转化，与葡糖醛酸结合后随尿排出。

作用起效快，维持时间短，静注后 2～3 分钟产生最大效应，持续约 45 分钟；肌注后

10 分钟产生最大效应，持续 2.5～3 小时。

主要用于拮抗麻醉性镇痛药的呼吸抑制作用，以达到催醒的目的。能增加平均动脉压、心排血量、每搏输出量、左心室收缩力，故对防治休克起到积极作用。

【用法与用量】

①麻醉后催醒：先静注 0.3～0.4 mg，15 分钟后病人未苏醒或防止再度昏睡和呼吸抑制，再肌注 0.6 mg 或静滴 5 μg / (kg·h)，至自主呼吸恢复，完全苏醒；②治疗休克：0.4～0.8 mg 肌注或静滴；③急性酒精中毒：0.4～0.8mg 加入 5% 葡萄糖注射液 20～40ml 内静注，1 小时后可重复，至清醒为止。

【不良反应与注意事项】

①经拮抗后痛觉突然恢复，可产生交感神经系统兴奋现象，表现为血压升高、心率增快、心律失常，甚至肺水肿和心室颤动；②由于拮抗作用维持时间短，临床应用时要高度警惕，一旦作用消失，病人有再度陷入昏睡和呼吸抑制的危险，应做好随时抢救的准备；③高血压、巨大肿瘤压迫大血管使静脉回流受阻病人禁用。

三、肌松药拮抗药

（一）新斯的明

【药理作用】

新斯的明（neostigmine，普洛斯的明，prostigmine）口服后在肠内大部分破坏，只有 1 / 30 经肠吸收进入血液。皮下或静注后 5～10）分钟发生作用，持续 30～60 分钟，消除半衰期约 80 分钟。大部分与胆碱酯酶结合，小部分由肝脏破坏，经。肾排出。

拟胆碱酯酶的亲和力强，竞争性地与胆碱酯酶结合，其裂解物氨基甲酰化胆碱酯酶水解较慢，故作用持久。能有效地取代神经肌肉接头后膜上的非去极化肌松药分子，让乙酰胆碱发挥兴奋传导的递质作用，使肌张力恢复。临床上用以拮抗非去极化肌松药、治疗重症肌无力和术后腹胀等。

有毒蕈碱样作用，可导致心动过缓、传导变慢、支气管平滑肌和胃肠道平滑肌收缩，唾液分泌增多等，严重者甚至心搏骤停。

能直接兴奋骨骼肌，引起小肌肉震颤，大剂量时可引起全身肌肉震颤，严重者可出现强烈抽搐。

【用法与用量】

①拮抗非去极化肌松药：先静注阿托品 0.01～0.02 mg / kg，心率增加到 100 次 / min 以上时，再静注新斯的明 0.04～0.045 mg / kg，也可将阿托品和新斯的明合用。极量：阿托品 2 mg，新斯的明 5 mg。②治疗重症肌无力：口服，15 mg/次，4～6 次 / d（也可从小剂量开始）。紧急情况，皮下或肌注 0.5 mg。

【不良反应与注意事项】①重症肌无力病人注意防止逾量，以避免胆碱危象（cholinergic crisis）的发生；②肠吻合术病人用后，吻合口裂开的发生率较高，阿托品无防止作用；③心功能不全、心绞痛、机械性肠梗阻、尿路梗阻病人禁用，支气管哮喘病人慎用。

（二）毒扁豆碱

【药理作用】

毒扁豆碱（physostigmine，毒扁豆碱，eserine）可逆性胆碱酯酶抑制药，表现为完全拟乙酰胆碱作用，用以对抗癫痫类药、神经安定药、全麻药、抗组胺药、抗帕金森病药、三环类抗抑郁药，达到治疗和催醒目的。

静注 3～5 分钟起作用，持续 35～45 分钟；肌注 30 分钟后达最大效应，持续约 3 小时。

有明显的外周性毒蕈碱样作用，用量大时易出现恶心、呕吐、腹痛、心动过缓等反应。能收缩瞳孔，使睫状肌痉挛，调节近视，降低眼压，用于治疗青光眼。

【用法与用量】

①催醒：成人，首次量 1 mg，5～15 分钟可追加 1 次，总量不超过 4 mg；小儿 0.5～1 mg / kg。②治疗青光眼：用 0.25％滴眼液。

【不良反应与注意事项】

①能迅速被胆碱酯酶水解，缩短作用时间，催化可有复睡现象，此时需重复用药；②可促进氯胺酮麻醉病人清醒，但不能降低幻觉、噩梦的发生率；③用于支气管哮喘、慢性阻塞性肺部疾病和心肌缺血病人宜十分谨慎；④过量时会出现胆碱危象，呼吸麻痹可以致死；⑤胃肠道梗阻、泌尿系梗阻、利用舍平治疗的病人禁用。

第四节　麻醉其他用药

一、抗胆碱能药

【药理作用】

作用于人体毒蕈碱型胆碱能受体（M胆碱受体），具有抑制迷走神经反射、腺体分泌、镇静、健忘等作用。因M胆碱受体有5种亚型，故其上述作用大小与药物及剂量相关。临床常用的代表药物有阿托品（atropine）、东莨菪碱（scopolamine）、格隆溴铵（格隆溴铵，glycopyrolate）。

【临床应用】

临床根据不同的治疗目的选用。

【常用剂量】

作为术前用药，于术前30分钟肌注。其注射剂量：阿托品，成人为0.5 mg，小儿为10～20μg / kg；东莨菪碱，成人为0.2～0.4 mg，小儿为7～10μg / kg；格隆溴铵，成人为0.3～0.4 mg，小儿为5～8μg / kg。

【注意事项】

1.作用于心脏窦房结M受体可增快心率，且增快心率的程度与心脏迷走神经张力的高低相关，青壮年心脏迷走神经张力高，心率增快作用明显，老年人不明显。缺血性心脏病、严重瓣膜狭窄和甲亢等病人应避免使用。

2.东莨菪碱和阿托品可引起中枢抗胆碱综合征，表现为谵妄、思维混乱、烦躁不安等，东莨菪碱较阿托品更容易发生，尤其是术前有明显疼痛和老年人的发生率高，吸入麻醉药可增强这种作用。因此，老年人应避免用东莨菪碱。抗胆碱药抑制腺体分泌的作用虽然为麻醉前用药的目的之一，但是在术前容易造成病人口干舌燥，加上心率增快，病人可能在入手术室过程中或等待麻醉时产生不适感，由于心电监测的普及，阿托品起效快，因此除了一些特殊情况，为了避免病人的不适，我们主张在麻醉诱导或维持过程中将其作为治疗药物使用。

3.抗胆碱药作用于动眼神经，可使其支配的平滑肌（瞳孔括约肌和睫状肌）松弛，产生扩瞳、眼压升高和调节麻痹等作用，这种作用以东莨菪碱最为明显，格隆溴铵几乎无此作用，因此眼压增高或青光眼病人应禁用东莨菪碱、阿托品，可选用格隆溴铵。

二、肾上腺素能药

【药理作用】

拟肾上腺素能药包括自然产生的（内源性）儿茶酚胺（肾上腺素、去甲肾上腺素、多巴胺）、合成的儿茶酚胺（异丙肾上腺素、多巴酚丁胺）及合成的非儿茶酚胺。合成的非儿茶酚胺又分为间接（麻黄碱、美芬丁胺、苯丙胺、间羟胺）和直接（去氧肾上腺素、甲氧明）类药物。其主要的药理作用与内源性儿茶酚胺相同。具有以下作用：①血管收缩（尤其是皮肤和肾循环）；②骨骼肌血管扩张；③支气管扩张；④心脏兴奋表现为心率增快、心肌收缩力增强、容易并发心律失常；⑤脂肪组织释放游离脂肪酸增加；⑥肝糖原分解；⑦胰岛素、肾素、垂体激素分泌；⑧中枢神经系统兴奋。

【临床应用】

主要利用其正性肌力作用增强心肌收缩力以治疗各种原因所致的心肌收缩力减弱（如椎管内阻滞后造成的广泛交感神经阻滞）。拟交感神经药也可用于提升血压，但不主张长时间、大剂量用药。

【常用剂量】

临床根据不同的治疗目的选用。

【注意事项】

此类药物具有强效、速效的特点，使用时应注意药物种类的选择和用药剂量。不适当的用药反而会使血流动力学恶化，心肌耗氧增加，诱发心律失常。因此，使用此类药物必须严密监测心电图（ECG）、动脉压（ABP），必要时还应行肺动脉压（PAP）等监测，并以微量注射泵经中心静脉精确给药。

三、抗高血压药

面对层出不穷的新型抗高血压药，麻醉医师在术前准备时，必须掌握病人所用抗高血压药的类型及作用持续时间，注意其与麻醉药之间的相互作用。目前常用的抗高血压药包括利尿药、血管紧张素转化酶受体抑制药、血管紧张素转化酶抑制药、β受体阻滞药、钙拮抗药、硝酸盐类药物等。本章节主要讨论术中常用的后四大类药物。

（一）血管紧张素转化酶抑制药

【药理作用】

血管紧张素转化酶抑制药（ACEI）可降低体循环阻力，使血压下降、心室充盈压下降，从而改善心功能。此外，可减少 Na^{2+}和水的再吸收，并且可减轻充血性心衰病人的神经内分泌紊乱，已证明在充血性心衰和高血压时用 ACEI 药是有益的。ACEl 药改善用利尿药或地高辛治疗充血性心衰病人的心功能，如依那普利和卡托普利常与利尿药和地高辛联合应用，以减缓充血性心衰的进展。在缺血性心脏病或先前有心肌梗死的病人，ACEI 可以预防成为充血性心衰病因的左心室的扩大。

【临床应用与常用剂量】

适用于治疗各种类型高血压，对常规治疗无效的严重高血压特别有效，也用于治疗顽固性慢性心衰。卡托普利口服即有效。剂量 12.5～25 mg/8～12 h，1～2 周后可逐渐增量，但剂量不宜超过 450 mg / d，曾接受其他抗高血压药治疗的病人应减量，一般 6.25 mg，3 次 / d，肾功能损害者亦应减量。而依那普利每日单次口服即有效，一般 10～20 mg / 次，对老年、疑有肾型高血压、心衰或同时服用利尿药控制高血压的病人，应从小剂量开始如 2.5 mg。

【注意事项】

卡托普利在肾功能减退的病人或用保钾类利尿药治疗的病人，可使血清 K^{+}增加而引起高血钾；在慢性阻塞性肺部疾病的病人，可加剧呼吸困难；在血容量不足的病人，卡托普利可引起明显的低血压、血清肌酐浓度升高；抗高血压作用可被非甾体消炎药增强；罕见的副作用是药物引起的与缓激肽代谢相关的血管性水肿。麻醉医师面临着大量长时间服用 ACEI 治疗充血性心衰、高血压和心肌梗死的病人。ACEI 和全麻药合用后存在的主要问题是低血压和心动过缓，并可延迟至术后发生。尽管机制尚不清楚，但术前脱水在这一过程中起了重要的作用。麻醉和术中肾素-血管紧张素系统被激活，其程度有赖于血容量和基础血流动力学状态，所用的麻醉药对此活性也有重要影响。ACEI 治疗中，病人对麻醉和手术的交感神经反应迟钝或丧失。有全身麻醉合用丁哌卡因硬膜外阻滞时，发生严重低血压的报道。

术前是否要停用 ACEI 目前仍有争议。一些学者认为应持续应用，其血流动力学方面的问题可用液体治疗来解决。有些学者倡导围术期应持续应用 ACEI，以使循环功能稳定，避免血压剧烈波动对脏器灌注的不利影响。观察一组 103 例轻度高血压病人，分别用 4 种药物（ACEI、β受体阻滞药、钙拮抗药、利尿药）中的 1 种来防止气管内插管反应。ACEI 组，麻醉诱导后病人收缩压、舒张压、心排血量降低，心率减慢，在置入喉镜和气管内插管后收缩压、体循环血管阻力上升，心排血量无明显变化。类似的变化也发生在未经抗高血压治疗的病人。另一方面，有些学者测得用 ACEI 的病人麻醉后脑血流明显减少，因此，倡导术前停药。

（二）β受体阻滞药

【药理作用】

β受体阻滞药竞争性作用于与β受体相关的交感神经系统，其作用大小与拮抗药的剂量相关。缓慢给药可使β肾上腺素能受体的数量增加。β受体阻滞药又分为非选择性（普萘洛尔）和选择性（美托洛尔，metoprolol）的作用于β_1和β_2受体。进一步分类包括单纯或部分拮抗药。部分拮抗药（吲哚洛尔，pindolol）具有内源性交感神经活性，产生轻微的心肌抑制和心率减慢。

【临床应用与常用剂量】

包括高血压、冠心病、心肌梗死后和心律失常。β受体阻滞药可使心排血量降低、心率减慢、心肌氧需减少。心室舒张期延长有助于改善冠脉的血流和增加部分冠心病病人的供氧。临床主要治疗窦性心动过速，预防心脏病病人气管内插管时的窦性心动过速、高血压、室性心律失常和心肌缺血。普萘洛尔因减少儿茶酚胺的释放可用于治疗威胁生命的室性或房性快速性心律失常或降低心率和心室的应激性。拉贝洛尔（labetolol）为具有α和β肾上腺素能受体活性轻微阻断的药物，可降低肺血管阻力，抑制反射性心率增快，对心排血量的影响轻微。拉贝洛尔单次静注 2.5～10mg 常被用于预防气管内插管及拔管时的应激反应，也有将其持续应用以控制术中高血压；由于其β_2受体阻滞可发生支气管收缩，并可产生拟α受体兴奋样作用，引起冠状血管收缩。艾司洛尔（esmolol）为一种选择性β_1受体阻滞药，其作用时间较短，静注[10～20mg／次，或微量注射泵 200～500μg／（kg·min）持续输注]可控性较好，可用于支气管痉挛病人，但为谨慎起见仍需注意观察呼吸系统变化。

【注意事项】

一般吸入或静脉麻醉药均有心肌抑制作用，但尚不影响β受体阻滞药用至麻醉诱导时。如用氯胺酮或有其他交感神经兴奋的因素存在时如高碳酸血症，给予β受体阻滞药可显示麻醉药所致的直接心肌负性肌力作用，引起血压下降和心排血量降低，加重先前已存在的心力衰竭（简称心衰）。在麻醉中，如用阿片类药芬太尼，由于肝脏血流的减少使肝脏清除率下降，可延缓口服普萘洛尔的排除。在硫喷妥钠麻醉中，用普萘洛尔可使肾脏和肝脏血流减少。

长时间用美托洛尔治疗的病人，可在麻醉诱导后30分钟体温下降40%。用吲哚洛尔（一种非选择性β受体阻滞药）治疗的病人，当用肾上腺素时可显著收缩体循环血管和造成肺血管充血，而醋丁洛尔（aeebutolol，一种心脏选择性β受体阻滞药）则无明显的血流动力学变化。

（三）钙拮抗药

【药理作用】

钙拮抗药是一类结构不同的化合物，作用于钙依赖慢电压通道，选择性地干扰细胞膜钙离子通道的钙内流，产生负性肌力作用和扩血管作用。在应用钙拮抗药时必须注意不同药物用于不同个体可产生不同的心血管效应。这类药物在血流动力学上的优势在于可直接扩张冠脉和体循环动脉系统，产生降压作用，经降低后负荷而减少心肌氧耗。

【注意事项】

吸入麻醉药和钙拮抗药均可使血管扩张并产生负性肌力作用。有报道，吸入麻醉药在一定程度上影响钙通道，与钙拮抗药有类似作用，因此，在麻醉中当病人已存在房室传导阻滞、左心室功能不全或低血容量时应用钙拮抗药应特别谨慎。但也有报道用β受体阻滞药和尼莫地平联合治疗的病人可耐受大剂量芬太尼麻醉。且在麻醉中应用维拉帕米并不产生过度的心功能抑制；然而术前已存在左心功能不全的麻醉病人，在术中应用维拉帕米可发生明显的心肌抑制，使心排血量降低。维拉帕米慎用于地高辛或β受体阻滞药治疗中的病人，以免加重房室传导阻滞。应用钙拮抗药的病人，尤其是存在缺氧的情况下，静注β受体阻滞药可抑制交感神经系统的活性，显示其钙拮抗药的作用，可发生威胁生命的伴有房室传导阻滞的快速或慢速性心律失常。

地高辛由于其迷走兴奋作用而增强钙拮抗药的负性传导作用。用地高辛和维拉帕米或地尔硫革治疗的病人，其地高辛血浆浓度可能升高。用钙拮抗药（尤其是维拉帕米.具有强烈的局部麻醉作用）的病人，应用局麻药可因两药的联合作用而产生房室传导阻滞。钙内流受阻（维拉帕米和尼莫地平）潜藏着具有去极化和非去极化神经阻滞药的作用。事实上，钙离子是神经肌肉接头处乙酰胆碱释放的基础。由于钙拮抗药的存在，神经肌肉阻滞药之拮抗药促进乙酰胆碱释放的作用受影响。长时间用维拉帕米治疗的病人在行丁哌卡因硬膜外阻滞时，可引起明显的低血压和心动过缓，这种低血压和心动过缓用阿托品或麻黄碱治疗常不能起效，可用葡萄糖酸钙治疗。钙拮抗药也减慢 K^+内流，因此，在外源性补钾时或输注库血时可引起高血钾。此外，钙拮抗药因干扰钙内流，从而影响 Ca^{2+}介导的血小板功能。

（四）有机硝酸盐类

【药理作用】

硝酸盐类药物通过外周静脉系统的扩张（降低前负荷）、动脉系统的扩张（降低后负荷）和冠状血管的扩张而发挥其降低血压、抗心绞痛和抗心肌缺血的作用。舒张期末容量的降低可使心室壁张力降低，从而降低心脏需氧。

【临床应用与常用剂量】

硝酸甘油常用于治疗急性和慢性心绞痛。术中可持续应用硝酸甘油 0.25～1μg/（kg·min）以防治严重冠心病病人的心肌缺血。给予硝酸甘油可减少置入直接喉镜和气管内插管时的高血压反应。术中应用硝酸甘油降低动脉血压、肺动脉楔压和体循环阻力，因此也常被用于控制性降压。

【注意事项】

硝酸甘油可引起剂量相关的出血时间延长，但并不影响血小板的凝聚，提示系血管扩张和血管容积增大所致。经舌下给硝酸甘油可因蛛网膜血管扩张而引起头痛；面部和颈部的动脉扩张，可使面部皮肤红润。

四、正性肌力药

正性肌力药是指选择性增强心肌收缩力，主要用于治疗心衰的药物。根据其作用机制可分为五大类：强心苷类、儿茶酚胺类、磷酸二酯酶Ⅲ抑制药、钙增敏药及其他具有多种作用机制的强心药。目前临床常用的主要是前 3 类，儿茶酚胺类已介绍，这里主要介绍强心苷类。

（一）强心苷

强心苷的优点是作用持久，无耐药现象，有神经激素调节作用，适用于长期治疗；缺点是治疗量与中毒量之间的比值较小。

强心苷的基本结构为特异性配基与糖 2 部分结合而成。强心苷中的糖有洋地黄毒糖（digitoxose）、葡萄糖和鼠李糖（rhamnose）等。各种洋地黄的特异性配基有着共同的基本结构，即是由甾核和 1 个不饱和酯环所构成。强心苷的甾核除有 1 个与糖结合的 3 位羟基外，还都有 1 个 14 位羟基。洋地黄毒苷只有 2 个羟基，其他强心苷则在其他部位还有 1 个或几个羟基。

强心苷的药理活性取决于其配基的结构特征，但配基本身的水溶性很低，对心肌细胞的附着力微弱。当配基与糖结合后，其水溶性、对细胞膜的附着力和通透性均增加，从而增强了其作用强度和延长了其作用时间。糖的数目和类型对其作用强度和毒性也有一定的影响，而甾核上羟基的数目则影响其作用时间的快慢和持续时间的长短。羟基多，则作用出现快，持续时间短。

【药理作用】

各种强心苷的作用性质基本相似，只是在作用的强弱、起效的快慢、持续的时间上有所不同。强心苷的基本作用是增强心肌收缩力，但它对心脏尚有其他方面的作用，而且还有心脏外的作用。

1. 正性肌力作用（positive inotropic effect)：此种作用即增强心肌收缩力，缩短收缩时间，延长舒张时间的作用。这一作用有利于心脏的排空和静脉血回流，但仅增加心功能不全病人的心排血量。强心苷对正常人除增强心肌收缩力外，还可收缩血管，使外周血管阻力升高，从而抵消了其正性肌力作用的效应，同时正常心脏也无更多的回心血量供提高心排血量之用，因此，不增加正常人的心排血量，反而因心肌收缩力增强使心肌氧耗增加。心功能不全病人由于其心肌收缩力减弱，心排血量降低，致交感神经张力增强，强心苷增强心脏收缩功能后，通过压力感受器反射性地降低交感神经张力，致外周阻力下降，加上舒张期延长，使回心血量增加，从而使心排血量增加；同时因心室容积缩小，心室壁张力减少，使心肌氧耗减少，这是不同于儿茶酚胺类药的一个特点。

2. 负性频率（变时）作用（negative chronotropic effect)：此种作用即减慢心率的作用，主要见于心功能不全面心率过快的病人。心功能不全时，心排血量减少，通过血管压力感受器反射性地提高了交感神经的张力，降低了迷走神经的张力，使窦房结兴奋性增高，心率加快。强心苷使心肌收缩力增强后，心排血量增加，使迷走神经功能增强，交感神经张力减弱，从而减慢心率。心率减慢可延长心脏的舒张期，更有利于心脏的休息及冠脉血液供应及静脉回流，进一步提高心排血量。

3. 对心肌电生理特性的影响：

（1）对传导性的影响：小剂量强心苷通过增强心肌收缩力反射性地兴奋迷走神经，减慢 Ca^{2+}内流而减慢房室结的传导速度. 此作用可被阿托品所拮抗。但在中毒剂量时，由于抑制 Na^{2+}-K^{+}-ATP 酶，使细胞失钾，减小最大舒张电位，而减慢房室传导，此作用不能被阿托品所拮抗。

（2）对不应期的影响：强心苷加速 K^{+}外流，使心肌复极加速，有效不应期缩短。

（3）对自律性的影响：治疗量强心苷通过兴奋迷走神经，降低窦房结及心房传导组织的自律性。迷走神经兴奋可加快 K^{+}外流，使最大舒张电位增大，4 相坡度变平，因而自律性降低。中毒剂量强心苷直接抑制浦肯野纤维细胞膜的 Na^{+}-K^{+}-ATP 酶，使细胞内失 K^{+}，而 Na^{+}增多，减少最大舒张电位，使其自律性增高，容易引起室性期前收缩。

4. 对心电图的影响：这是强心苷对心肌电生理作用的反映。治疗量强心苷最早使 T 波幅度变小、双相或倒置，ST 段呈鱼钩状；P-R 间期延长，Q-T 间期缩短，P-P 间期延长，分别说明房室传导延缓、心室不应期及动作电位时程缩短、心率减慢。

5. 对其他系统的影响：

（1）利尿作用：强心苷可抑制正常人肾小管 Na^{+}-K^{+}-ATP 酶，减少肾小管对 Na^{+}的重吸收，产生轻度利尿作用。对心功能不全的病人，主要由于强心苷增强了心肌收缩力，心排血量增加，尿量明显增多。

（2）神经系统：中毒剂量的强心苷可兴奋延髓极后区催吐化学感受区而引起呕吐。中毒严重者可出现中枢神经兴奋症状，如行为异常、谵妄，甚至惊厥。

【作用机制】

当心肌兴奋时，细胞膜去极化，Na^{+}流入细胞内，使肌浆网侧池储存的 Ca^{2+}释放。Ca^{2+}与肌钙蛋白（troponin）结合，导致原肌球蛋白（tropomyosin）构型改变，同时肌球蛋白通过横桥同肌动蛋白（actin）结合，激活 ATP 酶分解 ATP，释放能量，使肌球蛋白头部作弯曲运动，牵动肌动蛋白向肌节中间滑行，而产生心肌收缩。强心苷增强心肌收缩力的机制与心肌细胞内 Ca^{2+}量增加相关，但其确切的机制尚未完全明了。有研究认为，强心苷与细胞膜上的 Na^{+}-K^{+}-ATP 酶结合后，能部分抑制酶的活性，使细胞内 Na^{+}增多，通过 Na^{+}-Ca^{+}交换使 Ca^{2+}外流减少或内流增多，导致细胞内 Ca^{2+}增加，从而使心肌收缩力增强。

【体内过程】

不同强心苷的药动学各异。地高辛口服生物利用度为60%～80%，个体差异显著。不同片剂产生的吸收率差异更大，溶出度不同，吸收也不同。我国药典规定地高辛片剂1小时的溶出度不得低于65%。地高辛口服后，仍有口服量的7%进入肝肠循环。地高辛经生物转化的量较少，主要生成二氢地高辛。红霉素、四环素等能抑制肠道细菌，减少二氢地高辛的形成，具有提高地高辛血药浓度的效应。地高辛的排泄主要经肾脏，每天可排出体内量的1/3。

【临床应用及注意事项】

强心苷主要用于治疗心衰，控制阵发性房性心动过速、心房颤动（简称房颤）或心房扑动（简称房扑）及阵发性室上性心动过速时的心室率。可用于治疗高血压、瓣膜疾病或冠心病引起的心衰。用地高辛治疗的病人可降低心衰死亡的危险，但增加猝死的发生率，多与洋地黄类药所致的心律失常相关。有鉴于此，目前不再将强心苷作为治疗心衰的首选药物。但在用其他药物（β受体阻滞药、血管紧张素转化酶抑制药）治疗后症状持续存在时，应用强心苷治疗可降低病死率。术前对高心排血量的心衰病人（如甲亢或维生素B_1缺乏症）应用强心苷是无益的。术前应用强心苷治疗的病人，术中出现心律失常时要特别判断是否由于强心苷中毒所致。

地高辛联合静注普萘洛尔或艾司洛尔可更快速地控制室上性心动过速（简称室上性心动过速）并可因两种药物的剂量减少而降低两种药物的毒性。强心苷治疗的病人因有潜在心律失常（包括心室颤动）的危险，因此在用药中进行直接电复律具有一定的危险性。约30%预激综合征（Wolff-Parkinson-White综合征）的病人用强心苷可缩短其异常通路的折返时间而加速房性冲动，引起心室颤动（简称室颤）。强心苷用于主动脉瓣下结构狭窄的心肌肥厚病人，因心肌收缩力增强使心室射血阻力进一步增强，对此类病人不仅无益，而且可能有不利作用。

【毒性反应及防治】

强心苷的治疗量与中毒量非常接近，一般治疗量已接近中毒量的60%。预防中毒的关键在于用药量必须个体化，即使是同一病人，在不同时期因临床情况不同也应及时调整。在用药过程中应警惕中毒先兆，预防诱发或加重强心苷中毒的因素，如低钾血症、高钙血症、低镁血症、心肌缺血、缺氧、肾功能不全、药物配伍不当等，并监测临床血药浓度。

地高辛和洋地黄毒苷的血浆治疗浓度分别为1～2μg／L和10～35μg／L，如超过3 μg/L和45μg／L，可确认为中毒。

1.毒性反应的主要表现：

（1）胃肠道反应：为中毒早期反应，常见食欲不振、恶心、呕吐、腹泻等。

（2）中枢神经系统反应及视觉障碍：有眩晕、头痛、疲倦、谵妄等，还有黄视症、绿视症及视物模糊等。

（3）心脏反应：为最严重的毒性反应，可见临床各种类型的心律失常。①异位节律点的自律性增高：引起室性期前收缩及房性心动过速或室性心动过速（简称室速），严重时发展成室颤。出现阵发性心动过速提示中毒较严重，应立即抢救。②抑制房室传导：可引起各种程度的传导阻滞。③抑制窦房结：可引起窦性心动过缓，偶见窦性停搏。

2.毒性反应的治疗：一旦诊断为洋地黄中毒，应首先停药，并消除诱发强心苷中毒的因素。如有心律失常，根据其性质给予相应的处理。对强心苷引起的快速性心律失常应及时补钾，细胞外K^+能阻止强心苷与Na^+-ATP酶的结合，从而减轻和防止中毒。并可用苯妥英钠3～5 mg／kg，稀释后缓慢静注，10～15分钟可再注射100 mg，24小时总量不超过500 mg。对室性心律失常也可用利多卡因，对威胁生命的严重心律失常可用直流电复律。对窦房抑制、房室传导阻滞可用阿托品。

五、抗心律失常药

心脏手术中发生的心律失常，除心脏本身病变因素外，多与麻醉和手术刺激有关。麻醉方面常见的原因有：麻醉过浅、电解质紊乱、缺氧、二氧化碳蓄积、血压过高或过低等，这些原因的心律失常，除去诱因即可纠正；而手术操作引起的心律失常以及心肌损害、异常旁路传导等引起的心律失常。则通常需要用药物治疗。必须注意的是所有抗心律失常的药物，本身都有诱发心律失常的危险。因此，对麻醉中出现的心律失常，原则上首先应去除病因。但对于致命性心律失常，应先控制心律失常，再对因处理。利多卡因为麻醉中最常用的抗心律失常药，主要是抑制心室的异位起搏点，适用于室性期前收缩、室速、室颤。用法为1 mg／kg静注，必要时20～40μg／（kg·min）维持。β受体阻滞药、钙拮抗药（维拉帕米）适用于心动过速，但要注意其对心肌的抑制作用。对缓慢性及传导阻滞型心律失常则可用阿托品或异丙肾上腺素，但要防止心率过快后氧耗增加对心脏的不利影响。

第三章　全身麻醉常规

全身麻醉药通过呼吸道吸入和／或静脉、肌肉注射等途径进入体内，经血液循环作用于中枢神经系统而产生全身麻醉。理想的全身麻醉，病人意识消失、镇痛完全、肌肉松弛及应激反应受到合理控制，还应保持循环、呼吸等生理功能的相对稳定，并对重要脏器功能影响轻微。任何一种全身麻醉药单独应用很难满足全身麻醉的基本要求。

第一节　麻醉前准备

一、麻醉前准备和麻醉前用药

1. 术前访视病人

通过询问病史、体检及复习辅助检查、会诊记录和实验室检查结果等有关资料，掌握病情及术前用药情况，并对病情进行评估，进行 ASA 制定的标准进行分级。预测麻醉的风险性。实施麻醉者要对病人进行气道评估。

2. 制定麻醉方案

由负责实施的麻醉医师制定麻醉方案和处理措施，并向病人介绍方案概况，消除病人疑虑，以取得合作。

3. 麻醉前谈话

为完善管理，履行告知同意义务，必须实行麻醉前谈话。向病人或监护人、委托人详细解释全麻可能的意外和并发症，取得病人理解后由其在麻醉知情同意书上签字。谈话由负责实施麻醉的医师进行。

4. 指导禁饮、禁食

成人应在麻醉前一天午夜禁食，婴儿或儿童在手术前 4h 禁奶，术前 2h 禁水。

5. 麻醉前用药

苯巴比妥钠 2mg／kg，东莨菪碱 0.006mg／kg 或阿托品 0.01mg／kg。剧痛病人术前可给哌替啶 1mg／kg。也可术前 30～60min 口服安定 5～10mg。咪达唑仑 1～3mg 静注或肌注，可作为麻醉前用药的补充，产生非常好的遗忘和镇静作用。心脏手术的病人东莨菪碱与吗啡 0.2mg/kg 联合肌注。发生误吸的危险性增加者，可给予 H_2 受体拮抗药西咪替丁 200～400mg 口服、静注或肌注；雷尼替丁 50~100mg 静注或肌注。高热、心率增快、手术时间冗长，可选用长托宁 0.01～0.02mg / kg 取代东莨菪碱或阿托品。术前应用镇静药和镇痛药应根据病人具体情况做适当增减。当病人接受麻醉前用药时，麻醉医师即承担了责任。

二、全麻监测

1.基本监测

全麻的基本监测包括无创血压、心电图（。ECG)、心率（HR)、脉搏氧饱和度（SpO_2)、呼吸频率（RR）等。

2.特殊危险病人

应具备创性监测（如直接动脉压、中心静脉压)、尿量、体温、血糖、血气分析及血电解质监测。有条件时还应放置肺动脉导管监测。应在诱导前安置有创性监测的仪器，如果有创监测主要为手术所需，则可在诱导后放置。

3.全麻监测还应包括

呼气末二氧化碳分压（$P_{XT}CO_2$)，吸入氧浓度（FiO_2)、麻醉气体浓度、肌松监测和麻醉镇静深度监测。

第二节 麻醉机准备

麻醉机的功能是用来提供准确的不同成分的混合性麻醉气体，包括氧气、氧化亚氮、空气及挥发性麻醉药。这些气体进入呼吸环路，经该环路可实现正压通气并利用二氧化碳吸收装置来吸收二氧化碳以控制肺泡的二氧化碳分压。通常有麻醉呼吸机与呼吸环路相连接。

一、麻醉机的检查程序

（1）高压系统：检查氧气瓶至少应处于半充盈状态（>1 000psi）。如是中心供气系统，压力表读数应在 50psi 左右。

（2）低压系统：检查流量开关和蒸发器是否漏气，流量计浮标的运动情况及流量变化是否准确。

（3）检查和调节废气排放系统。

（4）呼吸环路：核对氧气监测仪，检查环路基本状况，检查环路漏气情况（将气体流量计关至零，关闭限压排气阀，并阻塞 Y 形接头后，快速充气，使呼吸道压力至 30cmH_2O，此时的压力应稳定至少 10s）。

（5）手控和机械通气系统测试：呼吸机和单向阀。

（6）检查监测仪及报警线。

（7）待机状态：关闭蒸发器，打开限压排气阀，呼吸模拟钮放置在手动通气上，所有流量均归零，准备好呼吸管路待用。

二、附属用具的准备

（1）应准备一个简易呼吸器作为应急通气装置。

（2）口咽通气道或鼻咽导气管。

（3）气管导管：带套囊导管，成人女性用 7.0～7.5mm(ID)；男性 7.5～8.0mm(ID)；小儿导管的计算方法见小儿麻醉章。颅脑、颌面、口腔手术及俯卧位手术最好选用带加强丝气管导管。

（4）气管导管管芯、大小合适的麻醉面罩、头带。

（5）选用适当大小镜片的喉镜，并检查电源及亮度。

（6）吸引器：配有软、硬两种吸痰管。

第三节　全身麻醉的药物选择

一、常用静脉麻醉药

1.异丙酚（propofol）

可用于全麻诱导和维持。诱导剂量的异丙酚能快速产生意识消失（30～45s）。由于药物的再分布，病人很快苏醒。该药物的消除主要通过肝脏代谢，能引起剂量依赖性心血管抑制和呼吸抑制。

剂量和用法：诱导 1.0～2.0mg／kg 静注。镇静 25～75μg／(kg·min)。全麻维持：2～8mg／(kg·h)，靶控输注（TCl)：1.5～2.0mg／L。

在老年或血流动力学受损害的病人或与其他麻醉药合用时应减量。该药若需稀释，只能用 5%葡萄糖稀释，最低浓度为 0.2%。

2. 硫喷妥钠（thiopentone sodium）

主要用于全麻诱导或全麻维持的辅助用药。通常配制成2.5%稀释溶剂静脉注射。一次臂脑循环时间（约30s）即可产生意识消失。一次诱导剂量后5～10min意识恢复。该药可产生剂量依赖性的脑代谢和脑血流降低、心血管抑制和呼吸抑制。

剂量和用法：诱导剂量为3～5mg / kg静注。年老、体弱或低血容量病人适当减量。

3. 咪达唑仑（midazolam）

常用于镇静、遗忘或全麻辅助用药，也作为全麻诱导和维持药。该药有轻度的心血管抑制作用及剂量依赖性遗忘、抗焦虑、催眠和镇静作用，对呼吸的抑制也呈剂量依赖性。

剂量和用法：镇静0.5～1.0mg静注或0.07～0.1 mg / kg肌注。诱导：0.1～0.2mg / kg静注。全麻维持：0.1～0.2mg / (kg · h)。与异丙酚联合应用时应减半量。

氟马西尼（flumazenil）是苯二氮唑类受体竞争性拮抗药，可在2min内逆转咪达唑仑的镇静状态，最大剂量为5mg静注。

4. 依托咪酯（etomidate）

主要用于全麻诱导。因其对心率、血压和心排血量的影响很小。比较适合血流动力学改变严重病人的全麻诱导。

剂量和用法：静脉诱导的剂量为0.3mg / kg。

该药抑制肾上腺类固醇的合成，不主张重复注射或静滴维持。

5. 氯胺酮（ketanline）

常用于麻醉诱导，静脉注射后30～60s产生意识消失，能持续15～20min。肌注后约5min出现中枢神经系统作用，大约15min时达到峰效应。该药通常用于不合作小儿病人的基础麻醉；血流动力学不稳定的病人，如休克病人、缩窄性心包炎病人的全麻诱导，也用于哮喘病人、支气管痉挛等病人的麻醉。

剂量和用法：诱导剂量为1～2mg / kg静注或.4～6mg / kg肌肉注射。镇静剂量较小（0.2mg / kg静注）。麻醉维持可以配成0.1%浓度静滴，也可以采用间断静注，用量为首次量的1 / 2～1 / 3。

氯胺酮偶尔会导致苏醒时躁动，术后幻觉和噩梦，与咪达唑仑或异丙酚合用时这些副作用会明显减少。血压、颅内压、眼内压增高病人禁忌。

6. 羟丁酸钠（sodium hydroxybutyrate）

主要用于全麻诱导和维持。因其睡眠时间长，可控性差，目前应用日渐减少，静注3～5min，病人嗜睡，约10min入睡，20～30min充分发挥作用，持续60～90min。

剂量和用法：诱导50～80mg / kg，小儿可达100mg / kg静注，手术时间长者间隔1h追加半量。

该药有心率减慢和心脏传导延缓作用，可有一过性血钾降低。

二、常用吸入麻醉药

吸入麻醉是全身麻醉的主要方法之一。吸入麻醉药通常用于麻醉维持，也可以用于麻醉诱导，特别是小儿。常用的吸入麻醉药有氧化亚氮（N_2O）、安氟醚、异氟醚、地氟醚等。安氟醚、异氟醚应用最广，地氟醚价格较高，特别是挥发罐价格昂贵，尚未广泛应用。N_2O由于气源问题，也未能普及应用。

1. N_2O(nitrous oxide)

为麻醉气体，血 / 气分配系数为0.47，其摄取和消除比其他吸入麻醉药更快。由于其最低肺泡有效浓度（MAC）为104%，麻醉效能低，通常与其他麻醉药联合应用，以满足外科麻醉。N_2O必须与氧混合使用，维持期氧浓度不得低于33%，停用N_2O后必须纯氧通气5～10min，以“洗出”N_2O，避免弥散性缺氧。

2. 安氟醚（enflurane）

为挥发性麻醉药。MAC 1.68%，麻醉效能强。镇痛和肌松作用好。高浓度吸入时（>2%）安氟醚可产生EEG癫痫样改变，由于脑血管扩张增加颅内压，颅内压增高者应慎用。

3. 异氟醚（isoflurane）

麻醉效能强于安氟醚，MAC为1.15%。对循环的抑制作用较轻，体内生物转化很少，对肝肾功能影响轻微。低浓度对脑血流无影响，高浓度（>1MAC）可使脑血管扩张，脑血流增加和颅内压升高，但较安氟醚轻，并能为适当过度通气所对抗，是颅脑手术常选用的吸入麻醉药，也可用于控制性降压，临床用于麻醉诱导和维持，常用吸入浓度为0.5%～2%。

4. 地氟醚（desflurane）

麻醉性能较弱，MAC为6%，其血 / 气分配系数为0.42，肺泡浓度上升快，FA / Fi很容易达到平衡状态。麻醉诱导和苏醒都非常迅速，可单独以面罩诱导，但浓度大于7%可引起呛咳、屏气，甚至喉痉挛，维持麻醉时麻醉深度可控性强，适合心脏病人和门诊手术病人的麻醉。

5.七氟醚（sevoflurane）

麻醉效能强于地氟醚，MAC为2%，血/气分配系数为0.63，麻醉诱导和苏醒迅速，维持期浓度为1.5%～2.5%，麻醉深度易于调节。该药具有芳香味，对呼吸道无刺激性，对心血管抑制作用较小，不诱发心律失常，苏醒时较少发生躁动，适用于气管插管全麻病人，尤其是小儿病人的麻醉。但七氟醚遇钠石灰后性能不稳定，宜用钡石灰。有肝肾功能不全、恶性高热患者和对卤族类麻醉过敏者慎用。

三、阿片类药

1.常用的阿片类药

包括吗啡（moi～hine）、哌替啶（pethidine）、芬太尼（fentanyl）。国产瑞芬太尼（remifentanyl）也开始在临床应用。主要效应是镇痛。在全麻诱导和维持时作为辅助用药。大剂量阿片类药偶尔作为麻醉的主要用药（如心血管手术芬太尼麻醉）。

剂量与用法：全麻诱导时，为减轻气管插管引起的心血管反应，常用芬太尼2～4μg/kg静注。手术开始给予芬太尼2μg/kg静注，3～5min达峰效，维持0.5～1h，依手术时间延长可追加相同剂量，如再次追加应间隔2.5h。瑞芬太尼可以持续静注给药。全麻诱导：1.0μ2g/kg静注，1.5～2min达峰效应，维持0.1～0.2h。麻醉维持0.25～0.5μg(kg·min)。阿片类药的临床剂量必须个体化，依赖于病人的自身条件和临床反应。

2.拮抗药

纳洛酮（naloxone）：用于拮抗阿片类呼吸抑制和中枢抑制的副作用。静注后峰效应出现1～2min内，在30min后临床效果降低。

剂量和用法：成人0.4～0.8mg。由于其维持作用时间短，有时需要静脉连续应用。少数患者出现高血压、肺水肿和心律失常等，应予以严密观察。

四、常用神经肌肉阻滞药

神经肌肉阻滞药可松弛骨骼肌以利气管插管和机械通气，并为手术操作创造良好条件。其主要药理作用是阻断神经肌肉接头处神经冲动的传导。根据其对神经肌肉接头处膜电位效应的不同，可划分为去极化和非去极化肌松药。非去极化肌松药是发展方向，包括两类：甾体衍生物（如维库溴铵、罗库溴铵和哌库溴铵）和苄异喹啉类（如阿曲库铵）。

1.琥珀白胆碱（suxamethorlium succirlylcholine）

目前是临床唯一使用的去极化肌松药。主要用于快速气管插管。其特点是：①肌肉震颤后松弛；②强直刺激或 4 个成串刺激（TOF）之后无衰减；③抗胆碱酯酶药增加其阻滞作用。临床应用：插管剂量 1～2mg / kg，1min 达峰效应，25%恢复时间为 5～10min。也可配制成 0.1%琥珀胆碱维持肌松。其不良反应为：肌痛、血清钾水平升高，眼内压、胃内压和轻微颅内压升高等。琥珀胆碱给药前 3min 给予小剂量非去极化肌松药（如维库溴铵 1～2mg）静注，可减少不良反应的发生。

2. 维库溴铵（vecuronium）

用于气管插管术肌松维持，具所有非去极化肌松药的特点：①无肌肉震颤；②强直和 TOF 刺激有衰减；③为抗胆碱酯酶药拮抗。插管剂量 0.1～0.12mg/kg，2～3min 达峰效应，25%恢复时间为 25～30min。肌松维持多间断静注（0.03～0.05mg/kg），或以 1～2μg /（kg·min）静脉输注。该药不释放组胺，适用于心肌缺血病ˆ和心脏病人麻醉。

3. 罗库溴铵（rocuronium）

罗库溴铵是目前唯一可用于快速气管插管的非去极化的肌松药。插管剂量为 0.6～1.2mg / kg，1～1.5min 起效，临床作用时间 40~75 min。

4. 阿曲库铵（atracurium）

用于气管插管和术中肌松维持。静注 0.5～0.6mg / kg。2～3min 后可行气管插管。术中可间断静注 0.1～0.2mg / kg，维持 25～30min，或 5～10μg /（kg·min）静脉输注。该药在血浆中经霍夫曼（Hofmann）降解和非特异性酯酶水解，是肝肾功能不全病人理想的肌松药。

5. 哌库溴铵（pipecuronium）

这是一种长效非去极化肌松药。气管插管剂量 0.1mg / kg，3～3.5min 后插管，临床时效 70～110min，追加维持量 0.05mg / kg，适用于长时间阻滞且需保持血流动力学稳定的心肌缺血性疾病及术后不需早期拔管的病人。

五、神经肌张力的恢复

应用琥珀胆碱产生的去极化阻滞 10～15min 后可自行恢复，此药无拮抗剂。患有血浆胆碱酯酶异常的病人其阻滞作用时间将大为延长。

对于非去极化阻滞，可给予抗胆碱酯酶药拮抗。给药前应静注阿托品 15～30μg / kg，以减弱毒蕈碱样受体的刺激。新斯的明 0.03～0.06mg / kg，最大用量为 5mg，须待 TOF 刺激至少引起一个反映，才能实行药物逆转。如逆转后仍有残余的肌力不足，应保留气管导管。

神经肌肉功能完全恢复的临床征象：充分的通气与氧合，可持续性握拳，可持续性抬头，没有肌肉活动不协调现象。

第四节　全身麻醉的实施

一、静脉通路和血容量的补充

术中如果需要快速输血，至少需要放置 2 个 16G 或 18G 静脉套管针，其中还可连接三通，以保证快速输液输血，同时能够连续静脉给麻醉药、血管活性药物等。

全麻诱导前，必须估计病人血容量不足的程度，尽量充分地补液。禁食成人的液体缺乏量可以按照下列公式进行估计：60ml / h+1ml / kg（体重一 20） / h（维持量）。缺乏的血容量一般在诱导前至少补充一半，其余的在术中补充。

二、全身麻醉的诱导

全身麻醉的诱导是指病人接受全麻药（镇静、镇痛、肌松药）后，由清醒到神志消失，直至完成气管内插管，此阶段称为全麻诱导期。

（一）诱导时体位

麻醉诱导时病人通常取仰卧位，头部稍抬高，安放于枕上。

（二）诱导方法

诱导方法取决于病情，预期的气道管理中的问题（例如：误吸的危险、插管困难或者气道不畅）。

1. 吸入诱导法

当呼吸道不畅或者小儿病人尚未开放静脉通道时，可先采用吸入诱导方法，病人自主呼吸保留。先给氧气吸入后加入低浓度吸入麻醉药，并逐渐增加吸入浓度，直至麻醉深度可满足静脉置管或呼吸道处理。也可用高浓度低刺激性的药物（如氟烷或七氟醚）快速吸入诱导。

2. 静脉诱导法

先以面罩吸纯氧 2～3min，吸氧去氮，随后根据病情选择合适的静脉麻醉药及剂量静脉注入，待病人神志消失后再注入肌松药，用麻醉面罩控制呼吸，然后进行气管插管。插管成功后，立即接麻醉机行手控或机械通气。喉镜置入和插管可能会引起交感神经反应，表现为血压升高和心动过速。这些反应通过事先给予阿片类药物、利多卡因或β受体阻滞剂使之减弱。静脉诱导时，静脉全麻药单独应用剂量稍偏大，两药合用时应减量。多种药物复合时，应根据药代动力学的起效时间，决定给药顺序。

（三）静脉诱导药物的组合

常用静脉全麻药、肌松药和麻醉性镇痛药的选择见本章第三节。目前常用组合举例：（1）咪达唑仑 0.05～0.1mg／kg，芬太尼 2～4μg／kg，维库溴铵 0.1mg／kg，异丙酚 1mg／kg（或依托咪酯 0.2～0.3mS／kg，或硫酸硫喷妥钠 3～5mg／kg）。

（2）芬太尼 2～4μg／kg，硫喷妥钠 3～5mg／kg，琥珀胆碱 1～2mg／kg。

（3）咪达唑仑 0.15～0.2mg／kg，芬太尼 2～4gg／kg，维库溴铵 0.1mg／kg。

（4）羟丁酸钠 60～80mg／kg，氯胺酮 1～2mg／kg，维库溴铵 0.1 mg／kg。

（5）异丙酚 1～2mg/kg（或 TCl 1.5～2.0mg/L），瑞芬太尼 1μg/kg，罗库溴铵 0.6～1.2mg/kg。

（四）其他诱导方法

小儿可以采用肌肉注射氯胺酮 4～6mg／kg，口服咪达唑仑 0.5～1.0mg／kg（溶于糖浆，常在 20min 内起效）诱导，进入基础麻醉状态，再行静脉诱导完成气管插管。

（五）全麻诱导期的气道管理

在麻醉诱导期间，病人的气道通畅至关重要，气道处理困难和气道状态不稳定者，表麻下清醒插管保留呼吸最为安全。已麻醉病人托下颌困难者，可借助于口咽或鼻咽通气道，保持气道通畅。当病人处于误吸危险时，应采用快速诱导，尽快控制呼吸道。

（六）诱导后工作

通常在全麻诱导后安置手术体位，当把仰卧病人改为另一种体位，如俯卧位、侧卧 位时，可能会引起血流动力学的改变，导致低血压，特别要注意合并动脉硬化、高血压 病人的心血管功能维护。麻醉医师还要注意侧卧位或俯卧位病人的气管导管是否通畅、受压及导管深度、位置，确保气管导管在术中不发生滑脱、移位等意外。

三、全身麻醉的维持

当病人处于适当的麻醉深度时，就进入维持期，维持期的管理重点是监测和维持病人生命体征和内环境的稳定、调控麻醉深度。

（一）麻醉深度的判定及调整

1.麻醉深度的判断

目前虽然有听觉诱发电位指数、脑电双频谱指数、MAC 等判定麻醉深度，但临床上麻醉深度主要通过观察病人的生理体征和对手术刺激的反应来综合判断，特别是循环的稳定性仍为判断麻醉深浅的重要标志。麻醉深度不足的征象包括躯体反应（如体动、咳嗽、呼吸方式的变化等）和自主神经系统反应（心动过速、血压升高、瞳孔散大、流泪、出汗等）。

2.麻醉深度调整

麻醉医师应有预见性地根据手术刺激强弱的变化来调整麻醉深度。还要学会辨别血流动力学的变化是因手术操作引起（例如：出血、大血管受压），还是因麻醉深度或自主神经反应引起。躯体反应可以给予足够的催眠药、镇痛药及肌松药处理。自主神经反射可以采用镇痛药、局部麻醉药和β受体阻滞剂来处理。自主神经反射也可能是由于缺氧、二氧化碳蓄积、低血容量等引起，应对症处理。

（二）全麻维持方法

1.吸入麻醉药维持

N_2O-O_2-挥发性麻醉药（安氟醚、异氟醚等），必要时可加用肌松药。也可采用持续吸入挥发性麻醉药，间断追加麻醉性镇痛药、肌松药的方法。

2.全凭静脉复合麻醉维持

短效静脉麻醉药连续静脉输注和麻醉性镇痛药和肌松药的联合应用。

（1）异丙酚 2～4mg / (kg·h)，芬太尼 2μg / kg，维库溴铵 0.05mg / kg 间断静注。

（2）异丙酚（TCl）1.5～2.0mg / L，瑞芬太尼 0.2～0.25μg / (kg·min)，维库溴铵 0.05～0.1mg / （kg·h）静注。

（3）咪达唑仑 0.1～0.2mg / (kg·h)，芬太尼、维库溴铵间断静注。

(4)0.1%～0.2%异丙酚+0.1%氯胺酮静滴。

（5）羟丁酸钠 50mg / kg+芬太尼或氯胺酮 1～2mg / kg 间断静注。

3.静吸复合麻醉维持

在静脉麻醉的基础上，于麻醉减浅时，间断吸入挥发性麻醉药。也可持续吸入低浓度（1%左右）吸入麻醉药，减少静脉麻醉药的用量。这种维持方法，即使麻醉平稳，也可减少吸入或静脉麻醉药的用量。

4.全麻复合硬膜外麻醉维持

全身麻醉有利于保持呼吸道通畅，保证供氧及控制呼吸。硬膜外阻滞有确切的镇痛和肌松，对应激反应有一定抑制，还能进行术后镇痛。两种方法的联合应用可以优势互补。操作常规如下：

（1）根据手术切口中点脊神经节段选择硬膜外阻滞穿刺点。

（2）穿刺成功后经导管注入1%利多卡因和／或0.25%丁哌卡因3～5ml，证明导管在硬膜外腔，检查阻滞平面。

（3）按常规全麻诱导，但全麻药剂量酌减，以防诱导时低血压。术中持续以低浓度吸入麻醉药吸入，或镇静剂量异丙酚或咪达唑仑持续静注。硬膜外间断注入局麻药，当需要时，补充麻醉性镇痛药和肌松药。空腹时停用吸入和静脉麻醉药。一般术毕即可清醒拔管。

（4）术后经硬膜外镇痛。

（三）全麻维持期的管理

1.呼吸管理

应用肌松药后呼吸抑制，应给予控制呼吸或辅助呼吸。在不给予肌松药的全麻状态下，也应加强气道管理，保持呼吸道通畅，常规供氧防止缺氧和二氧化碳潴留。要注意所给全麻药物距手术结束的时间和芬太尼的二次循环问题，防止拔管延迟或拔管后呼吸抑制的发生。一般成人常规手术全麻，芬太尼控制在10μg／kg以内，术毕前30min应尽量减少全麻药用量，并不再追加麻醉性镇痛药和肌松药，以利全麻的苏醒。

2.循环和输液管理

加强静脉输液的管理，继续补充术前体液欠缺和术中损失（失血、第三间隙损失，不显性丢失等）。用晶体液（等张平衡液）补充维持液、蒸发损失液和“第三间隙”丢失液。失血在1 000ml以内，可以由平衡液代替，以3倍出血量的比例输入。如以胶体溶液（6%羟乙基淀粉、明胶液）代替，应以估计失血量1：1比例输入。心率、血压、尿量和血红蛋白的指标的变化可以判定血容量和输液是否充足。平均动脉压（MAP）和动脉收缩压（SAP）应维持在基础值的20%范围内。心率应低于90次／分，尿量30ml／h上为好。当术中失血量多或心肺疾病要求控制容量负荷时，应以中心静脉压（CVP）、肺动脉楔压、心排血量指导补液。

3. 术中监测

根据病情和手术需要，选择监测项目，将各监测数据综合分析，判断病人的安全性。

三、全身麻醉的苏醒

手术结束并不等于麻醉的结束，麻醉药物必须经过一定时间才能逐渐分解、代谢、排泄。在这一阶段内病人从无意识状态向清醒状态转变，并恢复完整的保护性反射。

（1）当手术接近完成时，可减浅麻醉以促进病人迅速苏醒。并对残存的肌松作用进行拮抗，使病人恢复自主呼吸。

（2）病人一旦完全恢复保护性反射，即可拔除气管导管。拔管标准为：病人清醒、血流动力学稳定，肌力完全恢复，可听从简单口令，自主呼吸、氧合和通气在正常范围。

（3）当病人呼吸功能不全，低体温、苏醒延迟、血流动力学不稳定或气道严重受阻（如广泛口腔手术），应当在手术后保留导管直至情况稳定再拔管。

（4）拔管后应面罩给氧，确保病人呼吸道通畅，必要时应放置口咽通气道。

（5）全麻苏醒过程中可能会出现躁动，必须排除缺氧、高碳酸血症、气道梗阻、膀胱充盈等生理性原因。疼痛是引起躁动的常见原因，应谨慎给予阿片类药物治疗。

（6）有时病人在全麻后出现苏醒延迟，可能的原因为：①麻醉或镇静的残余作用；②代谢原因：低血糖、电解质或酸碱失衡等；③术中和术后较长时间低灌注引起的脑损害。应查找原因，必要时请神经科医师会诊。

第五节　全麻后气管拔管操作常规

手术结束后拔除气管或支气管导管，操作虽较简单，但必须慎重考虑拔管的指征、方法、程序，以防拔管后发生误吸、喉痉挛和通气不足等严重不良并发症而导致的不良后果。具体要求如下：

一、拔管指征

（1）分析麻醉全程中使用的镇静、镇痛、肌松药的药代情况，包括用药次数、总量及距离术毕的时间等。

（2）自主呼吸恢复、循环稳定、潮气量、分钟通气量以及脉搏氧饱和度均属正常范围，咳嗽反射、吞咽反射恢复正常，呼唤有反应并能睁眼，最好能完成指令性动作等再考虑拔管，有条件应做血气分析。并要脱离麻醉机，空气呼吸5～10min血氧饱和度、脉搏（心率）、血压等在正常范围内，方能拔管。

二、拔管方法

1.拔管前

先将气管内、口、鼻、咽喉部存留的分泌物吸引干净。注意气管内吸引的时间不宜过长（每次不宜超过10s），以免引起低氧，也可间歇吸引、轮换吸氧的方式进行。

2.一般拔管

应先将吸引管前端略超出气管导管前端斜口（1～1.5cm，插管前事先量好并刻有标记），然后将吸引管连同气管导管一起边吸引边拔出。并可在人工膨肺或令病人吸气时拔除气管导管。

3.拔管困难

在过浅麻醉下拔管，偶尔会发生因喉痉挛而将导管夹紧，不能顺利拔管的情况，为避免造成严重的喉损伤，可先充分供氧，等待喉松弛后再拔管，必要时可给琥珀胆碱0.5mg/kg，过度通气后再拔管，然后立即用面罩控制呼吸，直至肌松作用消失。

4.其他情况

（1）麻醉仍较深，咳嗽、吞咽反射尚未恢复，必须先设法减浅麻醉，估计药物代谢时间已超过，可考虑用催醒药或拮抗药，待诸反射恢复后再行拔管。现有人主张深麻醉下拔管，但必须严格掌握适应证（如颅脑手术）以及必要的设备条件（如麻醉恢复室）等。

（2）饱食病人要谨防拔管后误吸，必须待病人完全清醒后，在侧卧位头低位下拔管。

（3）颌面、口腔、鼻腔手术后如存在张口困难和呼吸道肿胀者，也必须待病人完全清醒后再慎重拔管，必要时行预防性气管切开，以利通畅气流。

（4）颈部手术，尤其是甲状腺手术如有喉返神经损伤、气管萎陷可能者，拔管前宜先置入喉镜（或引导管），在明视下将导管缓缓退出声门，一旦出现呼吸困难，应立即重新插入导管，必要时预防性气管切开后拔除导管。

三、拔管后监测与处理

导管拔出后的一段时间内，喉头反射仍迟钝，故应继续吸尽口腔内的分泌物，并将头偏向一侧，防止呕吐误吸。防止出现短暂的喉头痉挛，应予以吸氧，密切观察呼吸道通畅，如因舌根下坠可给通气道予以支持。检测方面，应从简单可行可靠的观察做起，如皮肤、黏膜色泽是否红润，脉搏是否有力，通气量是否足够等。然后观察脉搏血氧饱和度是否正常，血压是否平稳等。拔管后必须观察 10min 以上，并在麻醉记录单上记录好拔管后生命体征情况的各项数据，遇有异常应及时处理并报告上级医师或科主任。

四、出手术室指征

手术的终止并不是麻醉的结束，全麻病人必须清醒(神经外科的部分病人不包括在内)、呼吸、循环稳定后才送回病房，且麻醉医师与手术医师一起亲自陪送。为了防止病人在苏醒期间发生意外，有必要加强对苏醒期的观察，危重抢救性手术或病情需要严密监测的病人可直入 ICU 或 PACU。

第六节　全麻并发症的防治

一、反流与误吸

全麻时的反流与误吸，可以发生在诱导时，也可发生在全麻苏醒期。临床表现为急性呼吸道梗阻、窒息、缺氧。误吸胃液可引起肺损伤、支气管痉挛和肺水肿。重在预防，主要措施包括：禁食、术前胃肠减压、减少胃内容物的滞留，促进胃排空，降低胃内压，提高胃液 pH，加强对呼吸道的保护。

二、呼吸道梗阻

1. 上呼吸道梗阻

常见原因为机械性梗阻，如舌后坠、口腔分泌物及异物阻塞，喉头水肿等。表现为呼吸困难并有鼾声和呼吸道梗阻。处理：托下颌，置入口咽通气道，清除分泌物，静注皮质激素等，严重喉头水肿应紧急气管切开。在缺氧或浅麻醉下刺激喉头可引起喉痉挛，可以通过加压给氧处理，必要时可静注琥珀胆碱后行气管内插管。

2. 下呼吸道梗阻

常见原因为气管导管扭折，导管斜面紧贴在气管壁上，误吸物堵塞支气管及支气管痉挛，应对症处理。维持适当的麻醉深度和良好的氧合是缓解支气管痉挛的重要措施，必要时可静注氨茶碱 5mg / kg 或氢化可的松 100mg。

三、通气不足

主要表现为 CO_2 潴留和 / 或低氧血症。血气分析：$PaCO_2$>50mmHg，pH<7.30。主要原因：

术中控制呼吸时潮气量小和／或频率过慢，术后麻醉药、麻醉性镇痛药、肌松药的残余，胸、腹部手术后疼痛刺激、过度肥胖等。处理：给予足够的通气量，拮抗药物残余作用，机械通气，加强术后镇痛等。

四、低氧血症

吸空气时 SpO_2<90%，PaO_2<60mmHg；吸纯氧时 PaO_2<90mmHg，即可诊断为低氧血症。临床表现为：呼吸急促、发绀、躁动、心动过速、血压升高、心律失常等。常见原因：麻醉机故障、供氧不足、气管导管插入一侧支气管、弥散性缺氧、肺不张、误吸、肺水肿等。应根据不同原因，对症处理。

五、低血压

麻醉期间收缩压（SAP）下降超过基础值 30%或绝对值低于 80mmHg 为低血压。主要原因：术前血容量不足，麻醉过深、术中失血过多，过敏反应、术中牵拉内脏等。应监测尿量、CVP、指导输液、恢复血管张力，并针对病因治疗。

六、高血压

麻醉期间舒张压>100mmHg 或收缩压高于基础值 30%为高血压。常见原因：并存有原发性高血压、颅内压增高，手术探查、气管插管、通气不足致 CO_2 蓄积，药物引起等。处理：有高血压病史者，应用芬太尼、β受体阻滞剂等减轻插管时的心血管反应，术中调节好麻醉深度，必要时可行药物降压。

七、心律失常

浅麻醉时出现心动过速伴血压升高；低血容量、贫血及缺氧时，心率增快；牵拉内脏引起的迷走反射，心动过缓伴血压下降；麻醉状态下偶发房、室早无须特殊治疗；如室早为多源性、频发或伴有 R-on-T 现象，表明有心肌缺血，应积极治疗。

八、危及生命的并发症

围麻醉期除做好常见并发症的防治外，尤其对一些危及生命的严重并发症如喉痉挛、支气管痉挛、张力性气胸、心肌梗死、肺栓塞、急性肺水肿、恶性高热、脑血管意外、药物过敏反应、心室纤颤和心搏骤停等，更要提高警惕，做到及早预防、及时发现、即刻处理，要当机立断，分秒必争，采取有效措施救治。

第四章　椎管内麻醉

椎管内麻醉是将局麻药注入腔隙，药物作用于脊神经根，暂时阻滞脊神经传导，其所支配的相应区域产生麻醉作用。如将局麻药注入蛛网膜下腔，使神经根阻滞的麻醉方法，称为蛛网膜下腔阻滞，简称为脊麻。如将局麻药注入硬膜外间隙，使脊神经根阻滞的麻醉方法，称为硬膜外阻滞，也包括骶管阻滞。

第一节　解剖

（1）椎骨有33个:颈椎(C：7个（胸椎(T)12，腰椎(L)5个，骶椎(S)5个，尾椎3-4个。

（2）脊髓止于第2腰椎。

（3）硬脊膜囊终止于第2骶椎

（4）临床上蛛网膜下腔麻醉在L2-3、L3-4或L4-5之间行穿刺比较安全。

（5）临床上以两侧髂嵴划一连线与腰椎相交叉，即是腰椎棘突第4-5间隙的标志，其他腰椎间隙可据此类推。

（6）腰椎：由以下各部组成，即椎体，椎弓，横突，棘突及上、下关节突与毗邻的椎骨相接组成椎间孔的边界。

（7）韧带把脊椎连合在一起并保护着脊髓，从前到后的韧带。

1)前纵韧带：在椎体前，从第1颈椎到骶骨；对腰穿技术无关重要。

2）后纵韧带：在整个脊柱椎体的后面，支撑着椎间盘，穿刺时可能会被腰麻针所伤。

3)黄韧带：厚而呈黄色，连接着毗邻的椎板，到椎弓的后面中线变薄，允许中线变薄，允许静脉进入，穿刺时有明显阻力。

4)棘间韧带：连接邻近棘突的致密韧带，前与黄韧带相融合，后与棘上韧带相融合。

5)棘上韧带：它连接棘突的尖端与棘间韧带相连，穿刺阻力较小，是椎管麻醉穿刺直入法定点的关键。

(8)椎管：

1)内容物的前界为椎体及后纵韧带，侧面为椎弓根、附着的小关节面及黄韧带，后面为椎板及黄韧带。

2)椎管内含有脊髓及其三层覆盖物(软脊膜、蛛网腊、硬脊膜)，椎管几乎是圆形，直径有15mm。

第二节 蛛网膜下腔阻滞

(一)概　述

蛛网下腔阻滞系把局麻药注入蛛网膜下腔，使脊神经根、脊根神经节及脊髓表面部分产生不同程度的阻滞，简称脊麻，脊麻已有近百年历史，只要病例选择得当，用药合理，操作准确，脊麻不失为一简单易行，行之一个效的麻醉方法一个有效的的的肢及下有效的为可取。

(二)蛛网膜下腔阻滞机制及其生理的影响

1.脑脊液的生理：成从脑脊液约120～150ml，其中60～70ml存在脑室，35～40ml在颅蛛网膜下隙，脊蛛网膜下隙内约25～35ml。脑脊液压力正常时，每天生成12ml脑脊液，正常脑脊液外观无色透明，PH=7.4，比重1.003～1.009，渗透压292～297mmol/(L.H_2O)，含葡萄糖45～80mg/dl，蛋白质15～45mg/dl，氯化物400～760mg/dl(氯化钠计算)，所含葡萄糖是决定脑脊液比重的重要因素，氯化物对维持渗透压有重要意义。脑脊液压，正常人平卧时不超过0.98kpa(100mmH_2O)，侧卧时0.69～1.67kpa(70～170mmH_2O)，坐位时达1.96～2.96kpa(200～300mmH_2O)，颅内占位性病变、静脉压上升和$PACO_2$升高等使脑脊液的液压力升高，老年人和脱水患者等压力偏低。

2.蛛网膜下腔阻滞作用：局麻药注入蛛网膜下腔作用于脊髓和脊神经前后根，产生阻滞作用，是脊麻的直接作用；脊麻时发生了自主神经麻痹，它所产生的生理影响，是脊麻

的间接作用。分别叙述如下:

(1)直接作用：脊神经后根需局麻药浓度要高于前根，脊神经根内无髓鞘的感觉神经纤维和交感神经纤维对局麻药特别敏感，相反有髓鞘的运动神经神经纤维敏感性就较差，所以低浓度局麻药只能阻滞感觉冲动的传导，而只有高浓度局麻药才能阻滞运动神经纤维。

局麻药作用脊髓的途径是:①脑脊液中局麻药透过软膜直达脊髓，这种扩散是由于脑脊液-软膜-脊髓之间存在药物浓度梯度。②局麻药沿Virchow-Robin间隙穿过软膜到达脊髓的深部。③被阻滞的顺序:自主神经、感觉神经、运动神经本体感觉纤维。消退顺度则相反。④阻滞平面之间差别:一般交感神经与感觉神经阻滞平面不相同，交感神经阻滞平面比感觉神经阻滞平面高2-4个神经节段，而运动神经阻滞平面又比感觉神经阻滞平面低1-4个节段。⑤局麻药不同浓度，可阻滞不同神经纤维。如普鲁卡因浓度0.2mg/ml时，血管舒缩纤维被阻滞；达到0.3～0.5mg/ml，感觉纤维被阻滞；达到0.5～0.75mg/ml，运动纤维被阻滞(脑脊液内药物浓度)。

(2)间接作用①对循环的影响。对循环影响主要取决于交感神经纤维被阻滞平面高低，被阻滞平面越高，对循环影响就越大，相反被阻滞平面低，对循环影响就较少。②对呼吸的影响。脊平面高低，平面越高影响就大。当阻滞平面达颈部时，由于膈神经阻滞，发生呼吸停止。当麻醉平面高达使肋间肌麻痹，就可引起勇气不足，而致缺氧和CO_2蓄积，低位脊麻对呼吸影响很小。③对胃肠道影响。系交感神经节前纤维被阻滞结果，交感神经功能分泌增多，胆汁反流，甩手收缩增强。所以术中、术后脊麻患者可发生恶心、呕吐、肠痉挛。④对肾及膀胱的影响是间接的，当血压降至10.6kpa(80mmHG)时，肾血流量和肾小球滤过率均下降，当平感神经调节，因此，当脊麻时副交感神经被阻滞，膀胱平滑肌松弛，患者发生尿潴留。

（三）蛛网膜下腔阻滞穿刺技术

（1）脊髓穿刺时一般取侧卧位。应用重比重溶液时，手术侧向下；应用轻比重溶液时，手术侧向上；鞍区麻醉均采取坐位。

（2）常规消毒铺巾后，选择L3～4棘突间隙为穿刺点，理由是脊髓到此处已形成终丝，穿刺时没有操作脊髓的顾虑，L4-5间隙也可以。

（3）穿刺方法：分直入法2种。

1）直入法：穿刺点用0.5%～1%普鲁卡因或0.5%利多卡因做皮内、皮下、棘上、棘间韧带逐层浸润麻醉后，固定穿刺点皮肤，应用26G穿刺针（或25G），在棘突间隙中点刺入，针与患者背部垂直，并且针的方向应保持水平，针尖略向头侧，缓慢进针，仔细体会各解剖层通过的变化。当针尖刺破黄成韧带时，有阻力突然消失的“落空”感觉，针继续推进时可有第2次“落空”感，此时提示针已穿破硬脊膜和蛛网膜，进入蛛网膜下腔。

2）旁正中穿刺法：定点在刺突中旁开1.5cm处穿刺，麻醉同上，穿刺针向中线倾斜，与皮肤成75°对准棘突间孔方向进针。本穿刺法不经过棘上和棘间韧带层次，经理韧带和硬脊膜刺入蛛网膜下腔。此法适用于老年人脊椎畸形、因肥胖间隙摸不清的患者，直入法未成功时，可改用本法。针尖进入蛛网膜下腔拔出针芯，即有脑脊液漏，如未流出脑脊液则应考虑患者颅内压过低所致，可试用压迫颈静脉或让患者屏气、咳嗽等促使颅内压增高措施，以促使脑脊液流出。考虑针头斜口被阻塞，可旋转针干180°-360°并用注射器缓慢抽吸，仍无脑脊液流出，应重新穿刺。

（4）注药：当穿刺成功后将盛有局麻药的注射器与穿刺针紧密衔接，用左手固定穿刺针，右手持注射器轻轻回抽见有脑脊液回流再开始以10—30s注射速度注完药物。一般注完药后5min内即有麻醉现象。注完药5min后患者取平卧位，根据手术需麻醉平面给予调整。

1）穿刺部位：脊柱有四个生理曲度，仰卧时，T3最高，L6最低。如果经L2-3间隙穿刺注药，患者平卧后，药液将沿着脊柱的坡度向胸段移动，使麻醉平面偏高。如果在L3-4或L4-5间隙穿刺注药，患者仰卧后，药液大部分向骶部扩散，使麻醉平面偏低。

2）患者体位主麻药比重：这是调节麻醉平面的2个重要因素，重比重药液向低处流动，轻比重药液向高处流动。注药后5～10min内，调节好患者体位，以获得手术所需麻醉平面，因为超过此限，局麻药液和脊神经结合后，体位调整就会无效。如果平面太高造成对患者的影响也是严重的。

3）注射药物速度：一般而言，注射速度愈快，阻滞平面愈广。相反注射速度愈慢，药物愈小。临床上常以1ml/5s药液为适宜，鞍区给药1ml/30s以便药物集中于骶部。麻醉平面调节应结合多因素而不是单因素，把麻醉调节好。

（四）麻醉中管理

1.血压下降和心率减慢的处理

（1）若是血管扩张致血压下降，应用麻黄碱15～30mg静脉注射，同时加快输液速度以恢复正常，如仍反应不良，可应用5～10mg间羟胺静脉滴注，或应用多巴7～10uG/(min.kg)，微泵输注，直至血压恢复正常为止。

（2）若是血容量不足病例，应快速加压输注血浆代用器300～500ml，同时应用麻黄素10～20mg静脉注射，尽快使血压回升至正常。

（3）如系心功能代偿不佳所致低血压，注意输液速度，应用毛花苷C0.2～0.4mg+50%葡萄糖20ml静脉注射；或应用多巴胺5～6μG/（min.kg）微泵静脉输注。对心率减慢者应用阿托器0.3～0.5mg静脉注射，以降低迷走神经张力。

（五）适应症和禁忌症

1.适应证

（1）下腹及盆腔手术。如阑尾切除术，疝修补术，膀胱手术，子宫附件手术等。

（2）肛门及会阴手术。如痔切除术，肛瘘切除术等。

（3）下肢手术。如骨折复位，内固定，截肢等。

2.禁忌证

（1）中枢神经系统疾病，特别是脊髓或脊神经根病变，麻醉后有可能长期麻痹，应列为绝对禁忌。对于脊髓的慢性病变或退行性病变，如脊髓前角灰白质炎，也列为禁忌，颅高压患者禁忌。

（2）全身严重感染，穿刺部位有炎症或感染者，穿刺时都可能使致病菌带入蛛网膜下腔，故应禁忌。

（3）严重高血压、心功能不全患者。高血压心脏代偿功能良好，并非绝对禁忌。高血压合并冠心病，则禁用脊麻。收缩压越过21.2kpa（160mmHG）和（或）舒张压超过14.63kpa(110mmHG)，一般慎用或不用脊麻。

（4）休克、血容量不足患者禁用脊麻。

（5）慢性贫血，应用低平面脊麻可以，禁用中、高位脊麻。

（6）有凝血机制障碍或接受抗凝治疗者。

（7）脊椎外伤、脊椎畸形或病变。

（8）精神病，不能合作的小儿等患者（小儿应用基础麻醉后可慎用）。

（9）老年人血管硬化并合并心血管疾病，循环储备功能差，不易感受血压波动，只能适合低位脊麻，禁用中高位脊麻。

（10）腹内压明显增加病例，如腹腔巨大肿瘤、大量腹水或中期以上妊娠，脊麻的阻滞平面难以控制，并易引起循环较大变化，应禁用。

（六）蛛网膜下腔阻滞常用局部麻醉药

1. 普鲁卡因：用于蛛网膜下阻滞的普鲁卡因，为纯度高的白色晶体，麻醉临床应用时，开瓶用脑俏脊液溶解，溶解后为无色透明液。常用浓度为5%，最高不宜超过6%，最低有效浓度为2.5%。成年人常用剂量为100～150mg。剂量为200mg，鞍区麻醉为50～100mg。小儿可按年龄和脊柱长度酌减。麻醉起效时间为1～5min，因此麻醉平面必须在5min内完成，否则阻滞平面已固定，再调整无效。维持时间仅45～90min。配制方法：普鲁卡因150mg溶解于5%葡萄糖液或脑脊液2.7ml，再加0，01%肾上腺素0.3ml，配成5%重比重溶液。

2. 丁卡因：是脊麻常用药物之一，常用浓度为0.33%，最低有效浓度为0.1%。常用配制与配方：1%丁卡因1ml、10%葡萄糖1ml、3%麻黄碱1ml，配成1:1:1溶液，为丁卡因重比重液的配方，使用安全有效。常用剂量为10—15mg，最高剂量为20mg。此配方起效时间为5—10min，维持时间2—3h。注意所用的注射器与穿刺针不宜和碱性物质或附着，以免减弱药物麻醉作用。

3. 利多卡因：应用于脊麻，它的常用浓度为2%-3%。常用量为100mg，极量为120mg（为成人量）。药物（2%～3%）加5%或10%葡萄糖0.5ml即为配成重比重液。它的起效时间为1～3min，麻醉维持时间为75～150min。利多卡因在脊麻中使用的缺点是容易弥散，致麻醉平面不易控制。

4. 丁哌卡因：应用于脊麻，常用浓度为0.5%～0.75%常用量为8—12mg，最后不超过20mg，配方：0.75%丁哌卡因1.5～2ml，10%葡萄糖1～1.5ml配成重比重液，起效时间5～0min，维持2～2.5h。

5. 罗哌卡因：用法同丁哌卡因更安全。

（七）蛛网膜下腔阻滞并发症及其处理

1. 头痛：常见并发症之一。典型头痛可在穿刺后6～12h内发生，多数发病于脊麻后1～3天，术后2～3天最剧烈，多在5—12天消失，极个别病例可延至1～5个月或更长，脊麻后头痛发生率一般为3%-30%，发病机制由于脑脊液不断丢失使脑脊液压力降低所致。

（1）常用预防办法①局部麻药采用高压蒸气灭菌，不用他法；②严格注意无菌问题；③穿刺针宜细，选用26G最佳；④切忌暗示脊麻后头痛发生的可能性；⑤手术当日输液量大于2500ml，术中及时纠正低血压。

（2）处理

①轻微头痛：卧床2～3天，口服索米痛片，多能在第4天完全恢复。

②中度头痛：患者平卧低位，每日输液2500～4000ml，并用镇静药、索米痛片（索米痛片）、针刺镇痛，效果不佳时可应用小剂量镇痛药，如哌替啶50mg肌内注射，或应用其他治疗头痛药物。

③严重者除上述方法外，可采用硬膜外腔充填血疗法，即先抽取自体血10ml，在10s内应用硬膜外穿刺针注入硬膜外间隙，注完后患者平卧1h，有效率可达97.5%。如果一次注血疗法后，头痛未完全消除，可行第二次注血，其成功率可达99%。或应用葡萄糖酐30～70ml，或5%葡萄糖或生理盐水30～40ml行硬膜外科针刺三阴交、阴陵泉等穴位治疗，或行导尿。

2.脑神经麻痹：极少发生，多以外展神经多见，术后2～21天后开始有脑膜刺激症状，继而出现利禄和斜视，原因与脊麻后头痛相似，为脑脊液从硬膜外穿刺溢出，脑脊液量减少，降低了脑脊液对脑组织的“衬垫”作用，使外展神经在颞骨岩部受压所致。一旦发生对症治疗。50%以上患者可在1个月内恢复，极个别病例可持续1-2年。

3.假性脑脊膜炎：也称为无菌性或化学性脑脊膜炎，据报道发生率为1:2000，多在脊麻后3～4天发病，发病很急，临床症状为头及颈项强直，克尼格征阳性，并有时发生复视和呕吐。治疗方法同头痛，但必须加用抗生素治疗。

4.脊髓炎：此种炎性反应并非由细菌感染所致，而是局麻药对含髓磷脂组织的影响，症状为感觉丧失和松弛性麻痹，可自行恢复，也可发展成死亡，无特殊疗法，只能对症处理，可试用针灸和理疗等治疗方法。

5.粘连性蛛网膜炎：此类反应主要与脊麻过程中带入具有刺激性异物及化学品、高渗葡萄糖、用错药物、蛛网膜下腔出血有关。此类反应为渗出性变化，继而出现增生及纤维化改变。它的症状开始是疼痛和感觉异常，然后出现运动无力，发展到完全松弛性瘫痪。处理：对症治疗，应用大剂量B族维生素、大剂量激素，配合理疗、针灸等疗法。

6. 马尾神经综合征：发生原因与蛛网膜炎相同。症状是：下肢感觉和运动功能长时间不能恢复，表现为感觉丧失及松弛性麻痹症状可自行消失，但恢复过程很慢，治疗同蛛网膜炎。

第三节　硬膜外间隙阻滞

（一）硬膜外间隙阻滞是将局部麻醉药注入硬膜外间隙，阻滞脊神经根。使其支配的区域产生暂时性麻痹，简称为硬膜外麻醉。现代硬膜外麻醉主要是连续硬膜外麻醉，单次法已经使用很少，因为此法可控制性太差，易发生意外，根据病情手术范围和时间，分次给药，使麻醉时间得以延长，并发症明显减少。连续硬膜外阻滞已成为临床上常用的麻醉。现代硬膜外麻醉主要是连续硬膜外麻醉，单次法已经使用很少，因为此法可控制性太差，易发生意外，根据病情手术范围和时间，分次给药，使麻醉时间得以延长，并发症明显减少。连续硬膜外阻滞已成为临床上常用的麻醉方法之一。

1. 高位硬膜外阻滞：于C5～6之间行穿刺，阻滞颈部及上胸段脊神经，适应甲状腺、颈部和胸壁手术。

2. 中位硬膜外阻滞：穿刺部位在T6～T12之间，常用于胸壁和上中腹部手术。

3. 骶管阻滞：经骶裂孔穿刺阻滞神经，适合于肛门、会阴部手术。

(二)硬膜外腔解剖

椎管内硬膜称为硬脊膜，在枕骨大孔处与枕骨骨膜相连，从此以下分为内、外两层，形成间隙。硬脊膜相当于内层及其在枕骨大孔向下延续部分，形成包裹脊髓的硬脊膜囊并抵止于骶椎。因此，通常所说的硬脊膜实际上是指硬脊膜的内层，俗称为硬膜。硬膜附着枕骨大孔的边缘，这可防止麻醉药从硬膜外腔进入颅脑。硬脊膜的外层是由椎管内壁的骨膜和黄韧带融合而组成。内、外丙层之夹层腔隙即为硬膜外腔。硬膜外腔包含有疏松的网状结缔组织、脂肪、动静脉、淋巴管和脊神经。其中血管以丰富静脉丛为主，这些静脉没有瓣膜，它们与颅内和盆腔的静脉相通，因而如将局麻药或空气注入这些静脉丛，可立即上升到颅内。硬脊膜外腔后方(背间隙)从背正中或黄韧带至硬脊膜之间的距离上窄下宽，下颈部约1.5～2mm；中胸部约3～4mm；腰部最宽约5～6mm，成人硬脊膜外腔容积约100ml(骶部约占25-30ml)。

（三）　硬脊膜外阻滞的机制及生理影响

（1）局麻药是经多种途径发生阻滞作用，其中以椎旁阻滞、经根蛛网膜绒毛阻滞脊神经根以及局麻药弥散过硬膜进入蛛网膜下腔产生“延迟”的脊麻为主要作用方式。

（2）局麻药在硬膜外腔的扩散

1. 局麻药的容量和浓度：容量越大阻滞范围越广，所以容量是决定硬膜外阻滞的“量”的重要因素；浓度越高阻滞就越完善，所以浓度是决定硬膜外阻滞的“质”的重要因素。硬膜外阻滞麻醉要达到满意效果，既要有足够的阻滞范围，又要阻滞得完善（完全），质与量应并重，不能偏向一面。

2. 从理论上讲药物注射速度越快，就越有利于局麻药在硬膜外腔扩散，就可获得宽广的麻醉阻滞平面。在临床工作中大多数学者认为注药速度过快，增加血管对局麻药的吸收，易导致中毒，而且由于注入药物量受到限制，所以平面扩散节段增加也有限。普遍认为注药速度以0.3～0.75ml/s为好。

（四）硬膜外腔压力

有关硬脊膜外腔穿刺时出现的压力的发生机制，虽然说法很多，但至今仍无一个明确定论。现归纳几种学说如下：

（1）硬脊膜被穿刺针推向前方，间隙增大而产生负压。

（2）胸膜腔内负压通过椎间孔或椎旁静脉系统传递至硬脊膜外腔。

（3）脊柱屈曲使硬脊膜外腔增大产生负压。

（4）穿刺时穿刺针尖顶黄韧带，黄韧带弹性回缩时形成负压。颈部和胸部硬膜外腔负压发生率为96%，腰部发生率为88%，骶管则不出现负压。

（五）硬膜外阻滞的影响

1. 对中枢神经系统的影响

（1）注药后引起一过性脑压升高，临床上患者感头晕。

（2）局麻药进入血管内引起毒性反应，严重时患者抽搐或惊厥。

（3）局麻药长时间在体内积累，当它在血液中的浓度超过急性中毒阈值时，引起反应。

（4）硬膜外麻醉对中枢神经系统间接影响是阻滞后低血压所引起的，如低血压引起脑缺氧，导致呕吐中枢兴奋从而发生呕吐。

2.对心血管系统的影响

（1）神经因素：①脑交感神经传出纤维被阻滞，致阻力血管和容量血管扩张。②硬膜外麻醉平面超T4时，心脏交感纤维阻滞，心率减慢，心排血量减少。

（2）药理因素： 局麻药吸收入血后，对平滑肌产生抑制，对受体，心排出量增加，周围阻力下降，因此在临床上局麻药液中加入肾上腺素，则肾上腺素的药理作用能对抗局麻药对机体造成的药理因素方面的影响。

（3）局部因素：局麻药注射过快，引起脑脊液压力升高（短时），而致血管张力和心排血量反射性升高。

3.对呼吸系统影响：对呼吸的影响主要取决于阻滞平面高度，尤其是运动神经被阻滞范围更为重要。

（1）药物浓度：药物浓度的高低直接关系到运动神经是否被阻滞。在中低位硬膜外麻醉时可使用常规浓度，如利多卡因，浓度为1.5%～2%；在高位硬膜外麻醉时禁止使用正常或高浓度局麻药，否则必定会造成运动神经被阻滞，而使呼吸肌和辅助呼吸肌麻痹，致患者呼吸停止。临床应用药物中发现，0.8%～1%利多卡因和0.25%丁哌卡因对运动神经纤维影响最小，常使用在高位硬膜外麻醉中。

（2）老年人、体弱者、久病或过度肥胖患者，这些患者本身存在通气储备下降，如遇阻滞平面高，对呼吸影响就会更大，甚至不能维持正常通气，必须辅助或控制呼吸。

4.对内脏的影响：硬膜外麻醉对肝、肾功能没有直接影响，而是由于麻醉过程引起血压下降，间接影响到肝、肾功能，此轻微而短暂的影响对正常人来讲无重要临床意义。血压下降到7.98～9.31kPa（60～70mmHG）以下时，肝血流量减少26%，随着血压恢复，肝血流也恢复至正常；肾小球滤过率下降9%，肾血流减少15%，随着血压恢复至正常。

5.对肌张力发生影响的作用机会

（1）运动神经传导纤维被阻滞。

（2）局麻药选择性阻滞运动神经末梢，而使肌肉松弛，临床工作中腹部手术硬膜外麻醉时，肌肉松弛程度不比应用肌松药松弛腹肌的效果差，但是值得注意的是部分患者在硬膜外麻醉时，运动神经阻滞是不全的。

（六）硬脊膜外腔阻滞的临床应用

1.适用证

（1）主要适用腹部手术，凡是适合于蛛网膜下腔阻滞的下腹部及下肢手术，均可采用硬膜外腔麻醉。

（2）颈部、上肢和胸部手术也可应用，但应加强对呼吸和循环的管理。

2.禁忌证

（1）严重高血压、冠心病、休克及心脏代偿功能不全者。

（2）重度贫血、营养不良者。

（3）穿刺部位有感染。

（4）脊柱严重畸形或有骨折、骨结核、椎管内肿瘤。

（5）凝血障碍。

（6）中枢神经疾病。

（七）硬膜外腔穿刺技术

1.穿刺点的选择：应以手术切口部位和手术范围、中央脊神经相应棘突间隙为穿刺点。各部位穿刺点的选择，为了确定各棘突间隙位置，可参考下列体表解剖标志：①颈部最明显突起的棘突为第7颈椎棘突；②两侧肩胛冈连线为第3胸椎棘突；③两侧肩胛下角连线高于第7胸椎棘突。

2.体位：临床上常用侧卧位，具体要求与蛛网膜下腔阻滞相同。

3.穿刺方法：硬脊膜外腔穿刺可分为直入法和侧入法两种。

（1）直入法：在选定的棘突间隙作一皮丘，再作深层次浸润。目前临床上应用16G或15G硬膜外穿刺针，该针尖呈勺状，较粗钝，穿过皮肤有困难，可先用15-16G锐针刺破皮肤，再将硬膜外穿刺针沿针眼刺入，缓慢进针，针的刺入到达棘上韧带时，针应刺入其韧带中心位置及到达硬膜外腔位置必须在脊柱的正中矢状线上。

（2）侧入法：也称旁正中法。对直入法穿刺有困难，胸椎中下段棘突呈叠瓦状，间隙狭窄，老年人棘上韧带钙化等情况可应用侧入法。棘突间隙中点旁开1.5cm处进针，避开棘上韧带和棘间韧带，直接经理韧带进入硬脊膜外腔，局部浸润麻醉后，用15G锐针刺破皮肤，硬膜外穿刺针眼进入，穿刺针应垂直刺入并推进穿刺针直抵椎板，然后退针约1cm，再将针干略调向头侧，针尖指向正中线，沿椎板上缘经棘突间孔突破黄韧带进入硬膜外腔。

4.硬膜外腔的确定：当穿刺针刺破黄韧带时，阻力突然消失，负压同时出现，回抽无脑脊液流出，即能判断穿刺已进入硬膜外腔。具体判断方法有：

（1）阻力骤减：穿刺针抵达黄韧带时，术者可感到阻力增大，并有韧性感。这时将针芯取下，接上盛有生理盐水和1ml左右的空气注射器；失去注射器芯，有回弹感觉，同时气泡缩小，液体不能注入，此时针尖已抵达黄韧带，此时可继续慢进针并失去注射器芯作试探，一旦突破黄韧带，即有阻力顿时消失的“落空感”，此时注射器内空气即被吸入，同时注气或生理盐水没有任何，表示针尖已进入硬脊膜外腔。值得注意的是针尖位于椎旁疏松组织中，阻力也不大，易误认为在硬膜腔。鉴别方法：注入空气时，手感到穿刺部位皮下组织肿胀，置入导管试试，如遇阻力就说明针尖不在硬膜外腔。

（2）负压现象：临床上常用负压现象来判断硬膜外间隙。当穿刺针抵达黄韧带时，拔除针芯，在针蒂上悬挂一滴局麻药或生理盐水。当针尖破黄韧带而进入硬膜外腔对，可见悬滴液被吸入，此即为悬滴法负压试验。此法试验缺点是妨碍顺利进针。

（3）正压气囊试验：针尖抵达黄韧带时，在针蒂处接个正压小气囊，当穿刺针尖进入硬膜外时气囊因气体进入硬膜外腔而萎缩。

（4）其他：进一步证明针尖进入硬膜外腔的方法有：1.抽吸试验：接上注射器反复轻轻抽吸，无脑脊液流出（吸出），证明针尖确已在硬膜外腔；2.气泡外溢试验：接上装2ml生理盐水和2ml空气的注射器，快速注入后取下注射器，见针蒂处有气泡外溢则可证实；3.置入导管顺利，提示针尖确在硬膜外腔。

5.连续硬膜外阻滞置管方法

（1）皮肤至外腔距离是穿刺针的全长（成人用穿刺针长10cm，小儿用穿刺针长7cm），减去针蒂至皮肤距离。

（2）置管：麻醉者以左手背贴于患者背部，以拇指和示指固定针蒂，其余3指夹住导管尾端；用右手持导管的头端，经针蒂插入针腔，进至10cm处，可稍有阻力，说明导管已达针尖斜面，稍用力推进，导管即可硬膜外腔，继续插入3～5cm，导管一般插至15cm刻度停止。不宜置管太深，除去针干长度（10cm），硬膜外腔实际留管一般3～5cm，临床经验证明导管在硬膜外腔少于2cm，药物扩散效果较差，导管在硬膜外腔长于5cm易在硬外腔打折或弯曲，影响药物扩散吸收。

（3）拔针：调整导管深度，应一手拔针。一手固定导管并保持导管往针缝里推进，以免导管在拔针时被带出过多，而致置管失败。置管后，将导管尾端与注射器相连接，回吸无回血或脑脊液，注入少许空气或生理盐水无阻力表明导管通畅，位置正确，即可固定导管。

（4）注意事项：置管遇有阻力需重新置管时，必须将管连同穿刺一并拔出，否则导管有被斜口割断的危险；如插入时觉得导管太软，不宜使用管芯作为引导，以免导管破硬膜外腔而进入蛛网膜管下腔，置管过程中患者有肢体感觉异常或弹跳，提示导管已偏于一侧椎间孔刺激脊神经根，应重新穿刺置管。导管内有血流出说明导管进入静脉丛，少量出血可用含肾上腺素的生理盐水冲洗。如果无效果，应避免注药，重新换间隙穿刺。

（八）硬膜外麻醉管理

1.常用麻醉药物

（1）利多卡因：作用迅速，穿透力和弥散力都较强，麻醉阻滞较完善，应用浓度为1%-2%，起效时间为5～12min，作用时效为60～80min，最大乃是为400mg。该药的缺点是久用后易出现快速耐药性。临床应用利多卡因与丁卡因配成1.6%混合溶液（丁卡因0.2%），与布比卡因配成混合液（利多卡因1.5%～1.6%，丁哌卡因0.25%-0.3%）。

（2）丁卡因：常用浓度为0.2%～0.3%，用药后10～15min时产生镇痛作用，需20～30min时麻醉开始完善，作用时效为3～4h，一次最大用量为60mg。因为该药毒性较大，临床上不单独应用于硬膜外麻醉，常与利多卡因混合应用，其浓度一般为0.2%～0.25%，最高浓度最好控制在0.33%以内，以免引起毒性增加。

（3）丁哌卡因：常用浓度为0.5%-0.75%，4～10min起效，可维持4～6h，但肌肉松弛效果只有0.75%溶液才满意。

（4）哌罗卡因：用法同丁哌卡因，但运动阻滞差，常用于硬膜外镇痛及无痛分娩。

2.局麻药浓度选择：硬膜外麻醉的深度和作用时间主要取决于麻醉药物浓度。对手术部位和手术要求不同，对局麻药浓度应做一定选择，并具有一定的原则性。颈部手术需选择1%～1.2%利多卡因、0.25%丁哌卡因，浓度不宜过高，否则膈神经被阻滞，或其他呼吸肌受影响，而致通气锐减，严重都可致呼吸停止。为了达到腹肌松弛要求，腹部手术需较高药物浓度，如应用1.6%～2%利多卡因、0.5%～0.75%丁哌卡因；下肢手术镇痛需较高浓度局麻药，如0.75%丁哌卡因才能达到良好镇痛效果。此外，虚弱或年老患者浓度要偏低。

3.局麻药物的混合使用：临床上是将长效和短效、起效慢和起效快的局麻药配成混合液，以达到起效快、作用时效长、减少局麻药毒性反应的目的。

4.注药方法：一般拟采用下列程序进行。①试验剂量：注入局麻药3～5ml，观察5min，（排除误入蛛网膜下腔）。②每隔5min注药3～5ml，直至12～18ml，此为初始剂量。药物首次用量以达到满意阻滞效果为止，用限制在最大用量范围内，争取以最少局麻药达到满意麻醉效果。③根据每种药物作用时效，到时间按时追加首次总量1/2～1/3局麻药，直至手术结束。随着手术时间延长，用药总量增大，患者对局麻药耐受性将降低，临床工作中应慎重给药。

（九）硬膜外腔阻滞失败

1.阻滞范围达不到手术要求的原因有①穿刺点离手术部位太远，内脏神经阻滞不全，牵拉内脏出现疼痛；②多次硬膜外阻滞致硬膜外腔出现粘连，局麻药扩散受阻等。

2.阻滞不全原因有：①硬膜外导管进入椎间孔致阻滞范围受限；②导管硬膜外膣水能按预期方向插入；③麻醉药物浓度和容量不够。

3.完全无效原因有：①导管脱出或误入静脉；②导管扭折或被血块堵塞，没法注入药物；③导管未能插入硬膜外腔。

4.硬膜外穿刺失败原因：①患者体位不当，脊柱畸形，过分肥胖，穿刺点定位困难；②穿刺针误入椎旁肌群，或其他组织未能发现。

凡是遇有下列情况，从安全角度考虑，应放弃硬膜外麻醉：①多次穿破硬脊膜；②穿刺针误伤血管，致较多量血液流出；③导管被折断、割断而残留硬外腔。

（十）硬摸外麻醉的意外及并发症

1.穿破硬膜

（1）硬膜外穿刺是一种盲探性穿刺，因此穿刺者应熟悉解剖层次，穿刺时缓慢进针，仔细体会各椎间韧带不同层次刺破感觉，并边进针边试阻力消失和负压现象，以避免穿破硬脊膜致发生全脊麻和脊髓损伤。

（2）麻醉者思想麻痹大意，求快而进针过猛，有时失误而致硬膜穿破。

（3）穿刺针斜面过长，导管质地过硬，都增加穿破硬膜可能性，这种穿破有时不易及时发现。

（4）多次施行硬膜外阻滞患者，硬膜外腔由于反复创伤出血，药物化学刺激硬膜外腔使其粘连而变窄，严重的甚至闭锁，易穿破硬膜。

（5）脊柱畸形或病变、腹内巨大肿瘤或腹水、脊柱不易弯曲、穿刺困难、反复穿刺，易穿破硬膜。

（6）老年人韧带钙化、寄人篱下地需用力过大，可致穿破。

（7）小儿硬膜外腔较成人窄，如小儿没施行基础麻醉或药量不足，穿刺时稍动，就可致破膜穿破。

处理：一旦穿破应改用其他麻醉方法，如穿刺在L_2间隙以下，手术区域在下腹部、下肢或肛门、会阴区，改脊麻。

2.穿刺针或导管误入血管：硬膜外间隙有丰富血管，有时发生穿刺针或导管误入血管，发生率据文献报道为0.2%～0.3%，尤其是足月孕妇，因硬膜外腔静脉怒张更易发生。若经针干或硬膜外导管里出血较少，经调整针和导管位置，用生理盐水冲洗后，再没血液流出，可注射2%利多卡因1～2ml，观察有无局麻药毒性反应，5～10min后无毒性反应，可继续给药。如针干或硬膜外导管里出血量较多，应用1:40万肾上腺素生理盐水冲洗硬膜外腔后，改锥柱间隙穿刺。若再发生出血应禁用硬膜外麻醉。

3.空气栓塞：硬膜外穿刺，利用空气行注气试验以利判断穿刺针是否进入硬膜外腔，是常用的鉴别手段，但是空气常随损伤血管而进入循环，致空气栓塞的发生率为20%～45%。临床上应用空气1～2ml，不致引起明显症状，如注气速度达2ml/(kg·min)，进入血液空气超过10ml，就可能致患者死亡。空气栓塞临床表现有气体交换障碍（肺动脉栓塞），缺氧和发绀，继而喘息性呼吸。意识迅速丧失，呼吸停止，随后血压下降，心跳停止。

（1）处理：取头左侧卧位，防止气栓进入脑，又可使气栓停留在右心房被心搏击碎，避免形成气管阻塞。心跳停止患者可剖胸行心室内抽气，心脏复苏。

（2）预防：尽可能减少注入空气到硬膜外腔，限制在2ml以内。

4.广泛阻滞：硬膜外麻醉时常用量局麻药造成异常广泛阻滞平面，有以下三种可能性：①局麻药误入蛛网膜下腔产生全脊麻；②局麻药误入硬膜下间隙引起广泛阻滞；③局麻药在硬膜外腔出现异常广泛阻滞平面。

（1）全脊麻：发生率为0.10%～0.050%，临床上表现为全部脊神经支配区域均被阻滞，意识消失，呼吸、心跳停止。

处理：维持患者循环和呼吸功能。气管插管行机械呼吸支持患者呼吸，循环以扩容和血管收缩药物支持，使循环稳定，患者可在30min后苏醒。心跳停止按心肺复苏处理。预防十分重要，硬膜外麻醉必须试验给药，用药量应不大于3～5ml，注药后仔细观察病情5～

10min，如麻醉平面广泛，下肢运动神经被阻滞现象应放弃硬膜外麻醉，并支持患者循环和呼吸至平稳为止。

（2）异常广泛阻滞：注入常规剂量局麻药以后，出现异常广泛的脊神经阻滞现象，但不是全脊麻。阻滞范围广，但仍有节段性，腰部和骶神经支配区域仍正常。特点：多发生于注入局麻药后20～30min，前驱症状有胸闷，呼吸困难、烦躁不安，然后出现呼吸衰竭甚至呼吸停止。血压多出现明显下降，有的病例血压下降不明显。脊神经被阻滞常达到12-15节段。

处理：支持呼吸和循环。预防：硬膜外麻醉应遵循分次给药方法，以较少用药量达到满意阻滞平面，忌一次注入大容量局麻药（8～15ml），以免造成患者广泛脊神经被阻滞。异常广泛的脊神经阻滞的两种可能性是硬膜外间隙广泛阻滞与硬膜下间隙广泛阻滞。

5.脊神经根或脊髓损伤

（1）神经根损伤：硬膜外阻滞穿刺都是在背部进行，脊神经根损伤主要为后根，临床症状主要是根痛，即受损伤神经根分布的区域疼痛，表现为感觉减退或消失。根痛症状的典型伴发现像是脑脊液冲击症，即咳嗽、喷嚏或用力憋气时疼痛加重。根痛以损伤后3天之内疼痛最剧烈，随时间推移，症状逐渐减轻，2周左右大多数患者疼痛可缓解或消失，遗留片状麻木区可达数月以上。处理：对症治疗，预后均较好。

（2）脊髓损伤：损伤程度有轻有重，如导管直接插入脊髓或局麻药直接注入脊髓，可造成严重损伤，甚至贯穿性损害。临床患者感到剧痛并立即出现短时意识消失，随即出现完全性、松弛性截瘫，部分患者因局麻药溢出至蛛网膜下腔而出现脊麻或全脊麻，暂时不会出现截瘫症状。脊髓横贯性伤害时血压偏低而不稳定。严重损伤患者多死于并发症或残废生存。

脊髓损伤早期与神经损伤的鉴别：①脊髓损伤时患者出现剧痛而神经根损伤当时有“触电”感或痛感。②神经根损伤后感觉缺失仅限于1～2根脊神经支配的皮区，与穿刺点棘突平面相一致；而脊髓损伤感觉障碍与穿刺点不在同一平面，颈部低1节段，上胸部低2个节段，下胸部低3个节段。脊髓损伤重点在于预防，但是一旦发生要积极治疗，重点在于治疗早期的继发性水肿：主要应用大剂量皮质类固醇，以防止溶酶体破坏，减轻脊髓损伤后的自体溶解；应用脱水治疗，减轻水肿对血管内部压迫，减少神经元的损害；应用大剂量B族维生素，以神经组织康复。中后期治疗可应用针灸、推拿按摩、理疗行康复治疗，经治疗后部分病例可望基本康复。

6.硬膜外血肿：硬膜外间隙有丰富的静脉丛，穿刺出血率为2%～5%，但出现血肿形成的患者并不多见。诊断：硬膜外麻醉出现背部剧痛基本可诊断。行椎管造影、CT或磁共振对于诊断及明确部位很有帮助。治疗：及早手术治疗，在血肿形成后8h内行椎板切除减压，均可恢复。手术延迟必将导致永久性残废，故争取时间尽快采取手术减压是治疗关键。预防措施：对有凝血功能障碍患者和正在使用抗凝治疗的患者应避免应用硬膜外麻醉，穿刺时有出血病例应用生理盐水冲洗，每次5ml，待回流液颜色变浅后，改全身麻醉。

7.感染：硬膜外脓肿。患者除出现剧烈背部疼痛，还出现感染中毒症状如发热、白细胞总数和中性粒细胞明显升高。治疗早期（8h内）行椎板切除减压引流，应用大剂量抗生素治疗，一般患者康复，延误治疗可致永久性截瘫。

第四节 腰-硬联合麻醉

（一）麻醉穿刺法

20世纪90年代始，蛛网膜下腔和硬膜外联合阻滞麻醉已广泛应用临床，并取得满意效果。复合脊麻-硬膜外阻滞适合于8岁以上患者的T7以下平面的任何外科手术。脊麻与硬膜外联合阻滞麻醉可选用两点穿刺(1-79，Curelaru报告的双节段穿刺法DST)，可采用一点穿刺法(1-82，Coates和Mumtaz报告的单间隙穿刺法SST)，向蛛网膜下腔注药，同时也经此穿刺针置入硬膜外导管。两点穿刺法先于T12-L1或L1-2行硬膜外穿刺置入硬膜外导管，然后再于L3-4或L2-3或L4-5行蛛网膜下腔穿刺，注入局麻药液行脊麻；一点穿刺法经L2-3间隙穿刺，目前国内不少厂家专门设计和制造CSEA配套穿刺针并广泛应用临床，应用特制的联合穿刺针，针的样品都是针套针方式（edls throuGh needle technique)，用一根带刻度的17G或18G Tuohy Weiss针(即膜外穿刺针)进）硬膜外腔；然后用一29GQuincke或27G Whitacere穿刺针(即网膜下腔穿刺针)，入上述硬膜外穿刺针，穿过并超出Tuohy针尖11-1—mm，就完全可以穿破硬膜 而入蛛网膜下腔。如出现针尖顶着硬膜的帐篷现象(T(ntinG)，Tuohy针(硬外穿刺针)，包括脊麻针，向内推进少许，将硬膜穿破，穿过硬膜时，常有一种“啪”穿破感觉。针确定在蛛网膜下腔后，注药并退出脊麻针，再经硬膜外针(Tohy)置硬膜外专管(在膜外腔深度为4～5m)，导管作为补充脊麻或延长麻醉时间用，也可作为术后镇痛。这种复合麻醉方法的麻醉效果基本上可达95%以上，据有关资料统计应用SST时脊麻的失败率达16%，应用DST时其失败率仅3%～4%。

（二）SST或DST存在的问题

（1）患者在进行穿刺时取侧卧位，而脊麻先注药，若应用重比重药液，注药后不能立即仰卧，还须行硬膜外腔置管。如置管顺利也需1-2min，如置管不顺时间达5min以上，局麻药在蛛网膜下腔发生作用，而容易发生单侧性或偏生单侧性脊麻。如侧卧位时患者体位不当，头或骶偏高中偏低，容易造成麻醉平面过高或过低。

(2)SST法很容易损坏脊麻穿刺针的前端，如穿刺针质量不好，损坏的微小金属片脱落下来进入硬膜外腔或蛛网膜下腔。破损的脊麻针的前端在穿破硬脊膜时，会使硬膜损伤更大。

（3）在应用SST时硬膜外针要正确处于正中位置，否则前端偏斜，则在应用脊麻穿刺针进行穿刺时也会跟着发生偏斜，甚至引导脊麻针进入硬膜外腔的侧硬膜囊。应用CSEA时在已经产生脊麻的麻醉平面基础上，硬膜外麻醉每扩展阻滞1个节段约需局麻药液1.5～3ml，比单纯应用硬膜外麻醉阻滞1个节段的药量要少，因此麻醉应小剂量给药。

（三）CSEA常用药物剂量和浓度

目前临床上脊麻多采用重比重药液，有的学者也应用等比重药液，但等比重药液需作为穿刺，又容易引起麻醉平面过低，达不到麻醉要求。现分别介绍：

1.重比重药液：脊麻药配制时加10%葡萄糖溶液0.5～1ml，即为重比重液。脊麻用0.33%丁卡因1.8～2.0ml；硬膜外用1%利多卡因和0.25%丁哌卡因8～10ml，或0.25%丁哌卡因10～12ml，硬膜外麻醉追加药量为首次量的1/3～1/2。CSEA优点是作用起效快，麻醉效果确实，肌肉松弛比单纯脊麻或硬膜外麻醉了。少量脊麻用药达到骶丛的阻滞，明显减少了硬膜外麻醉用药量，降低毒性反应发生率。值得探讨的问题是脑脊液不出。置硬膜外导管困难、单侧脊麻、麻醉平面过广、硬膜外导管误入蛛网膜下腔。

第五节　骶管麻醉

骶管阻滞是经骶裂孔穿刺，注局麻药于骶管以阻滞骶神经，它也是硬膜外阻滞的一种方法。适用于直肠。肛门及会阴手术，也用于婴幼儿及学龄前儿童的腹部和下肢手术。

(一)穿刺部位

其定位方法是：一般取侧卧位或俯卧位。侧卧位时，腰背应尽量向后弓曲，双膝关节屈向腹部；俯卧位时，髋关节下需垫一厚枕，显露并突出骶部。穿刺者位于患者一侧，穿刺之前先定好位，从尾骨尖沿中线向头方向摸到4cm处(成人）可触及一有弹性的凹陷骶裂孔，在孔原两旁可触到蚕豆大的骨质隆起，即为骶角，两骶角联线中连线为穿喋。髂后上嵴联线在第2骶椎平面，是硬脊膜囊的终止部位，骶管穿刺时不宜越过此联线，否则有误入蛛网膜下腔发生全脊麻的危险。

(二)穿刺与注药

于骶裂中心作皮内小丘，但不作皮下浸润，否则易使骨质标志不清，妨碍穿刺点定位，将穿刺针垂直刺进皮肤，并刺破骶尾韧带时可有阻力消失感觉。此时将针干向尾侧倾斜，与皮肤呈30°～45°，然后再将针向前刺入2cm即可达到骶管腔，抽吸注射器，无脑脊液和血液回流，注入生理盐水和少量空气无阻力，也无皮肤隆起。证实针尖在骶管腔，即可注入试验剂量，观察5min后，没有蛛网膜下腔阻滞现象，注入首次用药总量。

(三)穿刺时注意问题

穿刺时如针与皮肤角度过小，即针体过度针尖可在骶管的后壁受阻；若角度过大，针尖常可触及骶管前壁，穿刺如遇骨质，不宜用暴力，应退针少许，调整针体倾斜度后再进针，以免引起剧痛和损伤骶管静脉丛。骶管有丰富的静脉丛，除容易穿刺损伤出血外，对局麻药吸收也较快，故较易引起程度不同局麻药毒性反应。穿刺如抽吸时回流血量较多则放弃骶管阻滞，改用硬膜外麻醉，局麻用药浓度和剂量:1%～2%利多卡因 10～20ml，最大用量 400mg；0.25%～0.5%布比卡丁哌卡因 20ml，最大值 100mg。

第五章　外科疼痛患者的护理

第一节　概　述

疼痛(pain)：国际疼痛研究协会(IASP)1979对疼痛的定义为“疼痛是一种不愉快的感觉和情绪上的感受，伴随着现有的或潜在的组织损伤。”上述概念表明疼痛是由痛觉和疼痛引起的情感变化两方面组成，机体受到伤害性刺激时，往往产生疼痛。疼痛是病人就诊时最常听到的主诉之一，几乎人人都有过的疼痛的感觉体验，也是许多疾病的常见症状或体征。“疼痛”与人类起源同时出现，是每个人自出生至死亡的生命活动过程中经常、普遍遇到的问题。

疼痛病人往往伴随有不安、紧张、焦虑和痛苦等情绪变化。它所产生的一系列病理生理变化对病人不利，如手术后疼痛可能影响病人恢复，而许多长期受慢性疼痛困扰的病人不能正常生活和工作，亟需治疗解决。轻微的痛感可能微不足道，谓之“不痛不痒”；严重的疼痛不仅影响或剥夺病人的劳动能力，甚至可使病人丧失生活的勇气，可谓“痛不欲生”。因此，痛症(包括性疼痛和非癌性疼痛不单）是医学生物学的问题，已构成为成学问题，成为当今医学界急需解决的问题。疼痛治疗不单是止痛，消除病因，更重要的是给予病人战胜疾病的信心，恢复身体健康。

近年来，疼痛治疗已成为现代医学的一个重要组成部分，已发展成为疼痛治疗学。目前许多医院已开设止痛门诊，主要治疗慢性疼痛病人。部分医院还设有病房，或已成立疼痛治疗专科或疼痛治疗中心，专门对疼痛进行研究和治疗。

第二节　疼痛的原因与分类

疼痛是由于机体内外较强刺激所产生的一种临床症状，是机体的主观感觉和体征，包含有生理和精神情绪经验等心理各方面的因素。疼痛的生理反应包括疼痛感觉和疼痛反应，其生理学意义在于机体对伤害反应的一种适应性防御反应，具有一定的保护作用，但过强的疼痛可以给机体造成一定的损害。同时机体对疼痛的感受和反应存在较大的个体差异，增加了临床治疗的复杂性。

一、疼痛的原因

临床上引起疼痛的原因很多，主要有以下 4 个方面。

1. 周围神经本身损伤　周围神经损伤局部形成神经瘤、粘连或异物、炎症，从而使感觉神经和交感神经纤维受刺激，这种刺激引起的病理性冲动不断传出神经中枢使大脑皮质感觉区、丘脑及脊髓侧角处于过度兴奋状态，即可出现疼痛。

2. 组织缺血损伤、炎症反应　组织损伤、缺血、炎症反应可使细胞坏死，从而释放出 K^{+}、 H^{+}、组胺、5-羟色胺和缓激肽等致痛物质，这些致痛物质刺激末梢神经，使其产生痛觉信号，经脊髓传入中枢神经而引起疼痛。

3. 化学性和物理性刺激　酸、碱等化学刺激和冷、热、电等物理刺激可造成一种伤害性刺激，经感觉神经传导脊髓、丘脑至大脑中央后回感觉区而产生疼痛。

4. 对末梢神经的机械刺激　组织水肿、局部张力增高，使感觉神经末梢受肿胀压迫和刺激而引起疼痛。

二、疼痛的分类

1. 按疼痛的程度

（1）轻微疼痛：程度很轻或仅有隐痛。

（2）中等度疼痛：较剧，切割痛或烧灼痛。

（3）剧烈疼痛：难以忍受，如绞痛。

2. 按疼痛的病程长短

（1）急性疼痛（acute pain）：如发生于创伤、手术、急性炎症、心肌梗死、脏器穿孔等。

（2）慢性疼痛（chronic pain）：如慢性腰腿痛、晚期癌症痛等。

3. 按疼痛的深浅部位

（1）浅表痛：位于体表皮肤或黏膜，以角膜和牙髓最敏感。性质多为锐痛，比较局限，定位明确。

（2）深部痛：内脏、肌腱、关节、韧带、骨膜等部位的疼痛。性质一般为钝痛，不局限，病人常只能笼统地说明疼痛部位。内脏痛是深部痛的一种，往往会在远离脏器的体表皮肤出现牵涉痛。

4. 按疼痛在躯体的解剖部位　头痛，颌面痛，颈项痛，肩、上肢痛，胸痛，腹痛，腰背痛，盆腔痛，下肢痛，肛门、会阴痛。

第三节　疼痛的测定和评估

疼痛是一种主观感觉，要客观判定疼痛的轻重程度比较困难，目前临床常用以下两种方法对疼痛的程度进行评估。

1. 口述描绘评分法（verbal rating scales，VRS）　病人描述自身感受的疼痛状态，一般将疼痛分为四级：①无痛；②轻微疼痛；③中度疼痛；④剧烈疼痛。每级 1 分，如为“剧烈疼痛”，其评分为 4 分。此法虽很简单，病人也容易理解，但不够精确。

2. 视觉模拟评分法（visual analogue scales，VAS）用一根长 10cm 的线段，两端分别标明有“0”和“10”的字样。“0”端代表无痛，“10”端代表最剧烈的疼痛，让病人根据自己所感受的疼痛程度，在直线上标出相应位置，然后用尺量出起点至记号点的距离长度（以 cm 表示），即为评分值。评分值愈高，表示疼痛程度愈重。此法是目前临床疼痛治疗时最常用的疼痛定量方法，也是比较敏感和可靠的方法。

疼痛程度受客观和主观因素影响：影响疼痛的客观因素有环境的变化如昼夜、光线、噪音等因素，病人的性别、年龄和社会文化背景、文化教育程度、道德修养等。一般男性对疼痛的耐受性大于女性，不同年龄的痛阈的耐受性表现不同。影响疼痛的主观因素主要是心理因素，包括性格（如内向性格对疼痛的耐受性大于外向性）、过去的经验、注意力的集中与分散、情绪的变化（如焦虑不安烦躁）可使疼痛加重。

第四节　疼痛的病理生理变化

1. 精神情绪变化　急性疼痛刺激产生精神亢奋和强烈的反应，出现精神紧张、焦虑、烦躁不安、哭闹。长期的慢性疼痛可致精神忧郁、表情淡漠。

2. 神经－内分泌系统　中枢神经系统兴奋或抑制，严重疼痛病人可发生虚脱、神志不清，自主神经功能紊乱；疼痛可引起应激反应，促使体内释放出许多激素，如儿茶酚胺、皮质激素、血管紧张素Ⅱ、抗利尿激素、促肾上腺皮质激素、醛固酮、生长激素和甲状腺素等。由于儿茶酚胺可抑制胰岛素的分泌和促进胰高血糖素分泌增加，后者又促进糖原异生和肝糖原分解，最后造成血糖升高和负氮平衡。

3. 循环系统　剧痛可兴奋交感神经，血中儿茶酚胺和血管紧张素Ⅱ水平的升高可使病人血压升高、心动过速和心律失常，对伴有高血压、冠脉供血不足的病人极为不利，心电图可出现 T、ST 改变，脉搏增快。而醛固酮、皮质激素和抗利尿激素的增高则又可引起病人体内水钠潴留，进一步加重心脏负担。剧烈的深部疼痛有时可引起副交感神经兴奋，导致血压下降、脉率减慢，甚至发生虚脱、休克。

4. 呼吸系统　一般通气量无变化，剧烈疼痛时呼吸快而浅，胸、腹部手术后的急性疼痛对呼吸系统影响较大。因疼痛引起的肌张力增加，使总顺应性下降；病人呼吸浅快，肺活量、潮气量和功能余气量均降低，通气 / 灌流比值下降，易产生低氧血症。术后疼痛是术后肺部并发症的重要因素之一，病人因疼痛不敢用力呼吸和咳嗽，积聚于肺泡和支气管内的分泌物不能有效排出，引起肺炎或肺不张，多见于老年人。

5. 消化系统　强烈的深部疼痛可引起恶心、呕吐，同时伴有其他自主神经症状如脉缓、出汗、低血压等。慢性疼痛可合并有消化功能障碍、食欲缺乏。

6. 泌尿系统　疼痛时肾血管反射性收缩，垂体抗利尿激素分泌增加，尿量减少。此外，手术后体位的不适以及一些手术因切口疼痛造成排尿困难，较长时间排尿不畅可引起泌尿系统感染。

7. 免疫系统　疼痛可引起免疫功能下降，对预防或治疗感染及控制肿瘤扩散不利。

8. 凝血机制　手术后急性疼痛等应激反应可改变血液黏稠度，使血小板黏附功能增强，纤溶功能降低，使机体处于一种高凝状态，利于血栓形成，这在某些术后病人可能酿成致命的并发症。

第五节　疼痛治疗的范围和方法

一、治疗适应证

疼痛治疗的适应证几乎包括了人体所有器官系统，概括起来有下列几大类：

1. 骨关节、软组织疾病及损伤性疼痛　常见的疾病有颈椎病、肩周病、椎间盘突出症、关节炎、腰肌劳损及腱鞘炎等引起的疼痛。

2. 神经痛神经性头痛、偏头痛、三叉神经痛、肋间神经痛、坐骨神经痛、周围神经炎、带状疱疹性神经痛及幻肢痛。

3. 神经血管性疼痛　如血栓闭塞性脉管炎及雷诺病等。

4. 内脏性疼痛　如急性胰腺炎、心绞痛、急性心肌梗死、泌尿系和胆道结石疼痛等。

5. 手术创伤性疼痛　各种术后疼痛。

6. 癌性疼痛　如各种癌症。

7. 神经麻痹痉挛性痛　如面神经麻痹或痉挛、眼睑痉挛和周围神经麻痹、抽搐、痉挛等。

8. 妇产科疼痛　如分娩痛、痛经等。

9. 其他疾病痛　如小腿溃疡、褥疮、冻疮等疼痛。

二、常用的疼痛治疗方法

1. 药物治疗　药物治疗适用于创伤、手术后疼痛、晚期癌痛和内脏绞痛，常用的药物有：

（1）麻醉性镇痛药：临床上最常用的是阿片碱类如吗啡、芬太尼、哌替啶、双氢埃托啡等药，其特点是镇痛效能强，常用于急性疼痛，但有成瘾性和呼吸抑制作用，临床应用中受到一定的限制。

（2）解热镇痛药：主要有水杨酸盐类（阿司匹林）、氨苯酚类（非那西丁）、吡唑酮类（氨基比林），其特点是有解热消炎镇痛作用，对中等度急慢性疼痛效果较好，如肌肉痛、关节痛、头痛及风湿性疼痛，无成瘾性，但对胃肠道的刺激性较大，消化道溃疡病人慎用或禁用。

（3）安定药：如地西泮、氯丙嗪等药，有抗焦虑、遗忘和镇静作用，与镇痛药物合用可增强镇痛效果。

2. 神经阻滞　神经阻滞是疼痛治疗常用的有效方法，其机制是阻断疼痛传导通路，解除由于疼痛刺激引起的血管收缩和肌肉痉挛一局部缺血缺氧一疼痛加重的恶性循环，从而有效、快速解除病人的疼痛。常用的药物有局麻药，肾上腺皮质激素和维生素，为麻醉科治疗疼痛的主要手段。

3. 物理疗法　主要有冷、热、光、电、超声、振荡等几种物理治疗方法。

4. 中医治疗　中药、针灸、按摩、拔火罐和穴位注射疗法。

5. 外科手术　如三叉神经切断术、经皮脊髓束切断术、丘脑切除术、肿瘤切除术等。

6. 精神心理疗法　如催眠术、松弛术、生物反馈疗法等。

第六节　术后镇痛治疗与护理

一、术后疼痛的原因及影响因素

术后疼痛是指机体对疾病本身和手术造成的组织损伤的一种复杂的生理反应，它表现为心理和行为上的一系列反应及情感上的一种不愉快的经历。术后疼痛是由多种因素共同作用于机体，引起的一系列复杂的生理反应，引起术后疼痛的原因：①切口本身由于组织的切割使伤害感受器受到激动，引起的疼痛；②肌肉损伤除引起疼痛外，还可导致肌肉痉挛，加重病人的不适和痛感；③内脏牵拉和探查后病理生理改变引起的疼痛；④其他如体位、环境、人为因素等所引起的各种不适也可导致疼痛感觉的产生。

同一个手术切口，由于各种因素的影响，不同个体所产生的痛觉反应差异很大，影响术后疼痛的因素有：①年龄：老年、小儿疼痛感觉较迟钝；②性别：女性较男性对疼痛敏感；③个性：内向性格对疼痛的耐受性大于外向性；④病人对术后疼痛的认识；⑤医务人员的影响；⑥周围环境的影响；⑦文化程度的影响；⑧手术种类与切口大小、部位的影响。

二、常用的术后镇痛方法

1. 药物镇痛　常用的药物有吗啡、哌替啶、芬太尼、布桂嗪等强效镇痛剂。其优点是应用简便、不需专职人员，适用各部位的疼痛；缺点是可引起呼吸抑制，作用时间短，多用可引起成瘾。其给药途径可分为：口服、肌注、静脉注射及经皮贴敷给药。

2. 椎管内镇痛　椎管内镇痛有蛛网膜下腔和硬膜外腔镇痛两种。由于蛛网膜下腔镇痛并发症发生率高，临床多采用硬膜外腔镇痛而极少使用蛛网膜下腔镇痛。硬膜外镇痛的优点在于镇痛作用确切，作用时间长，用药量少，副作用少及病人乐于接受。有导致硬膜外感染的可能，也可引起尿潴留、皮肤瘙痒、恶心呕吐等并发症。主要选用吗啡类药物，如果合用 0.125%～0.5%丁哌卡因，因局麻药和镇痛药作用在脊髓的不同部位，可产生更满意的镇痛效果，并减少并发症和用药量。

缺点在于需专职人员，术后硬膜外镇痛有以下并发症：硬膜外腔感染、尿潴留、皮肤瘙痒、恶心呕吐、呼吸抑制、循环抑制、局部皮肤受压后损伤。护理人员应了解上述并发症，在巡视病人时，观察病情，及时报告医师，协助处理并发症。

硬膜外镇痛常用药物和作用时间，见表 5-1。

表 5-1 硬膜外镇痛常用药物和作用时间

药物	单次计量	起效时间（min）	维持时间（h）
吗啡	2～5mg	20~30	12～24
芬太尼	30～50mg	4～10	2.8～5.7
哌替啶	30～50mg	5～10	4～6
丁丙诺啡	5～8mg	5	12～18
阿芬太尼	15μg	15	1～2
舒芬太尼	30～50μg	5～10	4～8

3.病人自控镇痛术（patient controlled analgesia，PCA）传统给病人镇静镇痛的方法是由医护人员给予适量的镇静镇痛药物，此方法的给药量和给药时间往往与病人的主观感觉不同步，病人的不适和痛苦难以得到及时的用药处理。随着电子技术特别是微电脑技术的发展和药物代谢学的研究，一种新的围术期镇痛技术-病人自控镇痛术（PCA）日益广泛应用于术后镇痛治疗。

PCA 需要有一台电脑控制的 PCA 泵，根据其用药途径可分为经静脉（PCIA）、经皮下（PCSA）和经硬膜外（PCEA）三种方法，PCA 仪由专职人员设定负荷剂量、持续输注率、单位时间内病人自控给药的次数和剂量后，接通并开启 PCA 泵，即可自行输注镇痛药物，达到镇静镇痛的目的。在治疗过程中，病人还可根据需要，按下手持按钮，在一定的范围内增加给药次数。

常用药物及并发症同硬膜外镇痛，优点是镇痛效果好、用药量少，按需给药。缺点是需要专门设备，费用较高，需专职人员。

术后病人除了一般的常规护理外，护士还应该关心体贴病人，向病人详细解释术后恢复中的各种不适和异常，了解采用的术后镇痛方法及常见的并发症，仔细观察病情，尤其是受压部位皮肤情况，防止病人因镇痛完善后，对痛觉不敏感而压伤皮肤。鼓励病人早活动、勤咳嗽，减少手术并发症，早日康复。

第七节　癌痛的治疗和护理

癌症是目前威胁人类生命的主要疾病之一，目前医学发展水平还不能完全有效地治疗癌症，尤其是发展到晚期的癌症病人。癌性疼痛主要由于肿瘤压迫、浸润神经，造成神经鞘内的神经纤维绞窄或神经组织缺血而产生疼痛。据统计，70%的晚期癌症病人有剧烈的疼痛，许多癌肿病人，在其一生的最后一段时间内都不得不忍受癌痛的极大痛苦，这种状况不仅对癌肿病人本人，而且对其家庭、对社会都有着不可估量的影响。对于癌症疼痛的治疗，首先应该认识到：在现代医学发展的今天，绝大多数癌症疼痛都能通过治疗得到有效控制，故不应消极对待；其次癌症病人常常有严重心理障碍，因此要重视这些病人的心理因素和社会因素，对他们进行心理治疗，包括临终关怀。

目前临床用于治疗癌性疼痛的方法有：药物治疗、神经阻滞、外科手术、放疗及激素和化疗。

一、药物治疗

药物是控制晚期癌痛的主要手段，绝大多数的癌痛可通过合理用药得到消除或缓解。世界卫生组织（WHO）推荐“三阶梯”癌痛疗法。其原则为：①按药效的强弱依阶梯方式顺序使用；②使用口服药；③按时服药；④用药剂量个体化。多数病人接受此疗法后能满意止痛。

1. 第一阶段　非阿片类药，适用于疼痛较轻的病人。代表药物是阿司匹林，也可选用胃肠道反应较轻的保泰松、吲哚美辛、布洛芬等。

2. 第二阶梯　弱阿片类药，适用于中度疼痛病人。当非阿片类镇痛药不再能控制疼痛时，应加用弱阿片类药，以提高镇痛效果，代表药物是可待因，其他有美沙酮、喷他佐辛、曲马朵、丁啡喃和叔叮啡等。

3. 第三阶梯　强阿片类药，用于剧痛病人。代表药物是吗啡。应采用口服缓释或控释剂型。其他有哌替啶、芬太尼贴片等。

4. 辅助用药　在癌痛治疗中，常采取联合用药的方法，即加用一些辅助药以减少主药的用量和副作用。这些辅助药有：①安定类药，如地西泮。②强安定药，如氯丙嗪和氟哌利多醇等；③抗抑郁药，如阿米替林，应根据病人疼痛类型而定。对伴有剧烈的神经痛或癫痫时，辅用卡马西平，丙戊酸钠或苯妥英钠；对外周神经受压后炎性水肿，脊髓压迫及颅内压升高等，辅用糖皮质激素；对伴有焦虑不安病人，辅用地西泮，氯丙嗪和氟哌利多，联合用药可明显提高镇痛效果。

癌肿疼痛治疗过程中应注意观察疼痛的规律，尽量在疼痛前给药，严格按照三阶梯止痛方案给药，给药的途径首选口服给药，其次可用栓剂直肠给药、肌肉注射及静脉注射给药。

二、神经阻滞和神经毁损疗法

应用麻醉技术，通过注射局部麻醉药及其他治疗药物或神经毁损药物，对癌痛相应神经进行阻滞或毁损，以控制难治性癌痛。在实行此类治疗尤其是神经毁损疗法时，必须将可能出现的严重并发症告知病人家属，征得同意并履行签字手续，同时要求临床医师具有精湛的医术，一般用于晚期癌症。

常用方法有：脑神经阻滞或毁损、脑下垂体阻滞、蛛网膜下腔阻滞、硬膜外腔阻滞、腹腔神经丛阻滞及星状神经节阻滞等。

神经阻滞是癌肿镇痛中常用的方法，其疗效确实，并可避免长期使用麻醉性镇痛药产生的耐药、成瘾和中毒。应用利多卡因、丁哌卡因等局麻药或小剂量麻醉性镇痛药进行神经阻滞，可获得数小时至数十小时的镇痛；而应用酒精、酚甘油等神经破坏药物进行永久性、半永久性的神经阻滞，特别是蛛网膜下腔注入神经破坏药物选择性地破坏脊髓感觉神经，从而阻断癌变区的疼痛向中枢的传导通路，可得到长时间的疼痛缓解，对于晚期癌肿的顽固性疼痛，是一种十分有效的止痛方法。

1.脑神经阻滞　颅内肿瘤致颌面疼痛，用三叉神经阻滞；喉癌和上颌窦癌疼痛，用喉上神经及上颌神经阻滞。

2.脑下垂体阻滞　在X线定位下，由鼻腔经蝶窦刺入鞍至垂体，注入1～2 ml的无水酒精，可使疼痛缓解2～6个月。此法适用于广泛癌转移者。

3.蛛网膜下腔阻滞　由一个穿刺点注入无水酒精0.5~1 ml，阻滞上下两个节段。如需要多节段阻滞，应进行多点穿刺较安全。

4.硬膜外腔阻滞　可选择与疼痛部位相应的间隙进行穿刺，成功后置入导管以便反复注药。每次吗啡剂量为1～2 mg，用生理盐水10 ml稀释后注入，每日1次。在严防感染的条件下有时可留置1～2个月的时间。也可注入1%～2%利多卡因5～10 ml，根据麻醉范围再注入无水酒精或5%～7%酚甘油。

5. 腹腔神经丛阻滞　先注入 1%利多卡因 10 ml，如 10 分钟疼痛缓解或消失，再注入无水酒精 10～20 ml，此法可使胰或上腹部肿瘤获 1～6 个月的止痛。

6. 星状神经节阻滞　此法适用于头颈部、面部和乳腺癌引起的疼痛。

三、手术治疗

对采用药物或神经阻滞仍难以缓解的疼痛，可用手术切断神经的方法治疗。常用的手术有，脊神经背根切断术；脊髓侧束切断术，丘脑痛觉传导经路切断术。

四、放疗、化疗和激素疗法

放疗、化疗和激素疗法都是治疗癌肿的方法，同时也可用作晚期癌症止痛的一种手段。放疗或化疗用于对其敏感的癌瘤，可使肿块缩小，减少由于压迫和侵犯神经组织引起的疼痛，减轻肿瘤对神经的压迫和侵犯、减轻或消除肿瘤周围组织的炎症反应，从而减轻或消除癌痛。对放疗敏感的癌瘤有精原细胞瘤、鼻咽癌、小细胞肺癌等，用于骨转移癌灶往往有显著疗效。化疗可用于乳癌、睾丸癌、卵巢癌和小细胞肺癌等，肝动脉插管化疗对治疗肝癌有效。激素疗法则用于一些对激素依赖性肿瘤，例如雄激素和孕激素用于晚期乳癌，雌激素用于前列腺癌，都能起到止痛的作用。

癌肿疼痛治疗方案应用合适，95%以上病人的疼痛可以得到有效控制。为了实现这一目标，需要通过广泛、全面、复杂的综合治疗方法，癌症病人多存在着复杂的心理，行为和情感变化。医护人员必须了解和理解病人的多疑、紧张、激动、悲观或绝望等情感变化，病人的疼痛可因焦虑和恐惧而加重，护理工作首先要做好病人的思想工作，与病人沟通，理解和关心病人，耐心倾听病人的陈述，尽量减少病人的焦虑和恐惧，对心情紧张焦虑不安的病人可适当应用抗焦虑药。其次要密切观察病情，寻找出病人疼痛的规律，指导用药。按时给予止痛药物后，如病人仍有疼痛，应当及时报告医师立即改变给药时间和剂量。一些严重疼痛的病人，有时可由静脉内连续给予麻醉药品，最大限度减轻病人的疼痛，提高病人的舒适度和生存质量。

第六章 外科休克患者的护理

第一节 概述

休克是机体遭受强烈的致病因素侵袭后，由于有效循环血量 锐减，机体失去代偿，组织缺血缺氧，神经一体液因子失调的一种临床症候群。其主要特点是：重要脏器组织中的微循环灌流不足，代谢紊乱和全身各系统的机能障碍。简言之，休克就是人们对有效循环血量减少的反应，是组织灌流不足引起的代谢和细胞受损的病理过程。多种神经一体液因子参与休克的发生和发展。

所谓有效循环血量，是指单位时间内通过心血管系统进行循环的血量（不包括贮存于肝、脾的淋巴血窦中或停留于毛细血管中的血量）。有效循环血量依赖于：不足的血容量、有效的心搏出量和完善的周围血管张力三个因素。当其中任何一因素的改变，超出了人体的代偿限度时，即可导致有效循环血量的急剧下降，造成全身组织、器官氧合血液灌流不足和细胞缺氧而发生休克。在休克的发生和发展中，上述三个因素常都累及，且相互影响。

一、战伤休克的发病情况

休克是战伤常见的严重并发症之一。在常规武器战争中，发生率约 10～20%；在核战争时，其发生率可达 20～30%，或更高。战伤休克的病因是以组织的严重损伤和大量失血或失液为主。此外，战时 还与伤员过度疲劳、饥饿、脱水、中暑、受寒、感染等因素有关。

与战伤有关的血容量减少的原因最常见的是：

1．大量失血如炸伤（炮弹、地雷）引起的多处伤、肢体残 缺、骨折、腹腔脏器伤、血气胸等。

2．心脏、大血管伤以及内脏出血未被迅速制止；

3．遭受枪弹、弹片伤，或挤压后软组织血管内的血浆大量外渗到组织间隙；

4．心脏损伤（或受压）导致心脏的血液回流及搏血障碍；

5．弥散性血管内凝血或肺动脉栓塞（组织碎片、脂肪颗粒、微血栓等），造成血流障碍，使回心血量及左右心搏血量减少 。

因此，实施救治时，应依据伤情和伤因采取针对性地纠正措施，才能收到好的效果。战时医疗机构一般均要设立抗休克室（或复苏室）配备有经验的医护人员立即对伤员进行初步检伤和休克的诊断分类，以提高工作效率和救治效果。为减少战伤休克的死亡率，在团救护所采取快速补充血容量的有效措施，抗休克有效率可达 85～95%。如在较后的师医院或一线医院开展治疗，因时间较长，抗休克有效率明显降低。因此，重要的问题在于加强卫勤工作的组织领导，充实技术力量，向前线推进和保证物质供应，做到早期诊断、及时抢救。

二、病因与分类

引起休克原因很多，采用较多的分类法是将休克分为低血容量休克，感染性休克，心源性休克、神经源性休克和过敏性休克五类。这种按原因分类，有利于及时消除原因、进行诊断和治疗。

（一）　低血容量休克

1．急性大量出血（如上消化道出血，肝脾破裂 、宫外孕及外伤性大出血等）引起，临床上称为失血性休克。有时可伴其他因素，如单纯的胃出血，机体还可重吸收其分解毒素引起肝脏等器官的损害。

2．大量血浆丧失（如严重烧伤时）引起，临床上称烧伤休克，主要由于大量血浆样体液丧失所致。

3．严重创伤（如骨折、挤压伤、大手术等）引起，常称为创伤性休克，除主要原因为出血外，组织损伤后大量体液渗出，分解毒素的释放以及细菌污染，神经因素等，均是发病的原因。

（二）感染性休克（又称中毒性休克）

由于严重的细菌感染（如败血症，阻塞性胆管炎及腹膜炎等）引起，多见于严重的革兰氏阴性杆菌，也可见于革兰氏阳性菌，以及霉菌，病毒和立克次体的感染。临床上按其血流动力学改变分为低排高阻型（低动力型、心排血量减少、周围血管收缩）和高排低阻型（高动力型、心排血量增加，周围血管扩张）两类型。低排高阻型休克在血流动力学方面的改变，与一般低血容量休克相似，高排低阻型休克的主要特点是血压接近正常或略低，心排血量接近正常或略高，外周总阻力降低，中心静脉压接近正常或更高，动静脉血氧分压差缩小等。

（三） 心源性休克

由于急性心肌梗死，严重心律失常，心脏压塞、肺动脉栓塞等引起，使左心室收缩功能减退，或舒张期充盈不足，致心排血量锐减。

（四） 神经源性休克

由于剧烈的刺激（如疼痛、外伤等），引起强烈的神经反射性血管扩张，周围阻力锐减，有效循环量相对不足所致。

（五）过敏性休克：某些物质和药物、异体蛋白等，可使人体发生过敏反应致全身血管骤然扩张，引起休克。

外科 常见的休克多为低血容量休克，尤其是创伤性休克，其次为感染性休克，在外科病人中多由于化脓性胆管炎、弥漫性腹膜炎、绞窄性肠梗阻及烧伤败血症等引起。本章重点为创伤性休克。

三、休克的主要病理生理变化

休克的病理生理变化大致可分为两类：一类是以血液动力改变为主要的早期变化，为休克代偿期（休克前期）。另一类则是组织血液灌流不足、缺血缺氧引起的一系列损害，是为失代偿期一休克抑制期（休克期）。休克前期和休克期是一个连续性的病理过程。概括起来主要是微循环的变化、神经一体液因子的改变和内脏器官的继发性损害等三个方面。

（一）微循环变化

1. 微循环收缩期：当循环血量锐减时，血管内压力下降，主 动脉弓和颈动脉窦的压力感受器反射性使延髓心跳中枢、血管舒缩中枢和交感神经兴奋，作用于心脏、小血管和肾上腺等，使心跳加快提高心排出量，肾上腺髓质和交感神经节后纤维释放大量儿茶酚胺，使周围皮肤、骨骼肌）和内脏（肝、脾等）的小血管和微血管的平滑肌（包括毛细血管前约肌）强烈收缩，动静脉短路和直接通道开放。结果是微动脉的阻力增高，毛细血管的血流减少，静脉回心血量尚可保持，血压仍维持不变。脑和心的微血管 a 受体较少，故脑动脉和冠状动脉收缩不明显，重要生命器官仍得到较充足的血液灌流。由于毛细血管的血流减少，使血管内压力降低，血管外液体进入血管内、血量得到部分补偿。微循环收缩期，就是休克的代偿期。

2. 微循环扩张期：当微循环血量继续减少，微循环的变化将进一步发展。长时间的、广泛的微动脉收缩、动静脉短路及直接通道开放、使进入毛细血管的血量继续减少。由于组织灌流不足，氧和营养不能带进组织，出现了组织代谢紊乱，乏氧代谢所产生的酸性物质（如乳酸、丙酮酸等）增多，又不能及时移除，使毛细血管前括约肌失去对儿茶酚胺的反应能力。微动脉及毛细血管前括约肌舒张。但毛细血管后小静脉对酸中毒的耐受性较大，仍处于收缩状态，以致大量血液滞留在毛细管网内，循环血量进一步减少。毛细血管网内的静水压增高，水分和小分子血浆蛋白渗至血管外，血液浓缩、血液黏稠度增加。同时，组织缺氧后，毛细血管周围的肥大细胞受缺氧的刺激而分泌出多量的组胺。促使处于关闭状态的毛细血管网扩大开放范围，甚至全部毛细血管同时开放。 这样一来，毛细管容积大增，血液滞其中，使回心血量大减，心排出量进一步降低，血压下降。

以上即微循环扩张状态，表示已进入休克抑制期。

3．微循环衰竭期：滞留在微循环内的血液，由于血液黏稠度增加和酸性血液的高凝特性，使红细胞和血小板容易 发生凝集，在毛细血管内形成微血栓，出现弥散性血管内凝血，使血液灌流停止，加重组织细胞缺氧，使细胞内的溶酶体崩解，释放出蛋白溶解酶。蛋白溶解酶除直接同化组织蛋白外，还可催化蛋白质形成各种激肽，造成细胞自溶，并且损伤其他细胞，引起各器官的功能性和器质性损害。当毛细血 管的阻塞超过 1 小时，受害细胞的代谢即停止，细胞本身也将死亡。

休克发展到出现弥散性血管内凝血，表示进入了微循环衰竭期，病情严重。弥散性血管内凝血消耗了各种凝血因子，且激活了纤维蛋白溶解系统，结果出现严重出血倾向。以上是休克失代偿期的微循环变化。此期如继续发展，各重要器官组织可发生广泛的缺氧和坏死而无法挽救。

（二）体液代谢改变

1．休克时儿茶酚胺释放：儿茶酚胺除对血管系统影响外，尚能促进胰高糖素生成，抑制胰岛素的产生及其外周作用，加速肌肉和肝内糖原分解，以及刺激垂体分泌促肾上腺皮质激素，故血糖升高。此外，细胞因受血液灌 流不良的影响，葡萄糖在细胞内的代谢转向乏氧代谢，只能产生少量的高能 三磷酸腺苷，丙酮酸和乳酸增多。在肝脏灌流不足情况下，乳酸不能很好地在肝内代谢，体内将发生乳酸聚积，引起酸中毒。由于蛋白质分解代谢增加，以致血中尿素、肌酐及尿酸增加。

2．休克时醛固酮增加分泌：因血容量和肾血流量减少的刺激，引起肾上腺分泌醛固酮增加，使机体减少钠的排出，以保存液体与补偿部分血量。又因低血压，血浆渗透压的改变及左心房压力降低，可使脑垂体后叶增加抗利尿激素的分泌，以保留水分、增加血浆量。

3. 休克时三磷酸腺苷减少 ：由于细胞缺氧，三磷酸腺苷减少，能量不足，细胞膜的钠泵功能失常，以致细胞内钾进入细胞外的量和细胞外钠进入细胞内的量增多，细胞外液体也随钠进入细胞内，使细胞外液体减少，导致细胞肿胀，甚至死亡。

4. 氧自由基和脂质过氧化物损伤：休克时氧自由基生成增多。一为组织中大量 ATP 分解，血中次黄嘌呤增加，在黄嘌呤氧化酶作用下，在它形成尿酸过程中产生多量超氧阴离子自由基 0-2、0-2 通过连锁反应又可生成氢自由基 OH. 等。自由基使细胞膜的不饱和脂肪酸发生脂质过氧化，引起细胞膜和细胞器损伤，线粒体和溶酶体受损。另外，休克时的缺氧引起血管内皮细胞损伤，血管通透性增高，血小板生成 TXA2 增加等。以上变化过程有许多是在休克好转组织恢复供氧后引起的再灌注损伤，参与休克后 MsOF 的发生和发展。

5. 前列腺素和白三烯（LT）：除了以往的前列腺素系（PGs）外，重要的有两个系统。一为花生四烯酸通过环氧酶生成 TXA2 和 PGI2。前者主要是在血小板聚集过程中合成，后者主要在血管内皮细胞合成。另一为花生四烯酸通过脂氧酶生成白三烯类（LT）物质一包括 LTB4、LTC4、LTD4，主要在多核白细胞和肺脏合成。TXA2 是极为强烈的血管收缩物质，并引起血小板进一步聚集导致血栓形成。LTD4 亦使血管收缩。PGI2 作用与 TXA2 正好相反，它引起血管扩张和抑制血小板聚集。TXA2 / PGI2 比值的变化对休克缺血期发生血小板聚集、血栓形成以及参与 MsOF 等有重要的作用。

6. 休克严重时线粒体膜和溶酶体膜肿胀、破裂：溶酶体膜破裂后，释放出的酸性磷酸酶和脱氢酶进入细胞质，损伤细胞器，其结果是细胞自身被消化，产生自溶现象，并向周围扩散，造成组织坏死。线粒体膜的破裂，造成依赖二磷酸腺苷的细胞呼吸被抑制，三磷酸腺苷酶活力降低和依赖能量的钙转运减少。

（三）内脏器官继发性损害

在严重休克时，可出现多种内脏器官功能衰竭现象，称为多系统器官衰竭。发生的原因乃微循环障碍所造成。内脏器官继发性损害的发生，与休克的原因和休克持续时间久暂有密切关系。低血容量休克，一般较少引起内脏器官继发性损害。休克持续时间超过 10 小时，容易继发内脏器官损害。

1．肺

弥散性血管内凝血造成肺部微循环栓栓塞，缺氧使毛细血管内皮细胞和肺泡上细胞受损。血管壁通透性增加，血浆内高分子蛋白成分自血管内大量渗出，造成肺间质性水肿，继而造成肺泡内水肿。随之红细胞也能进入肺间质的肺泡内，肺泡上皮受损后，肺泡表面活性物质生成减少，使肺泡内液体气界面的表面张力升高，促使肺泡萎缩，造成肺不张，肺泡内有透明膜形成。肺部毛细血管内血液需有通气正常的肺泡，才能进行有效的气体交换，肺泡通气量与肺毛细血管血液灌流量的正常比例（通气／灌流）为0．8，休克时，萎缩的肺泡不能通气，而一部分尚好的肺泡又可能缺少良好的血液灌流，以致通气灌流比例失调，无效腔 通气和静脉混合血增加，肺内右、左分流可增至10～20%，使低氧血症更为严重，临床上出现进行性呼吸困难的一系列症状。这种急性肾衰竭称为呼吸困难综合征。当严重休克经抢救，循环稳定和情况好转后，出现逐渐加重的呼吸困难，并在以后的48～72小时内，达到最严重的程度。因休克而死亡的病人中约1／3死于此症。

2．肾

休克早期循环血量不足加上抗利尿激素醛固酮分泌增多，可产生肾前性少尿。如果休克时间短，经输液治疗血压恢复后，肾功能多能恢复。若休克持续时间长，肾缺血超过3小时，可发生肾实质的损害，严重时并发急性肾功能衰竭。休克并发的急性肾功衰竭，除主要由于组织血液灌流不足外，与某些物质如血红蛋白，肌红蛋白沉积于肾小管形成管型的机械性堵塞，以及毒性物质对肾小管上皮细胞 的损害亦有关。

3．心

冠状动脉灌流量的80%发生于舒张期。冠状动脉的平滑肌以β一受体占优势。在休克代偿期，虽然体内有大量儿茶酚胺分泌，但冠状动脉的收缩却不明显，故心脏的血液供应无明显减少。进入休克抑制期，心排出量和主动脉压力降低，舒张期血压也下降，可使冠状动脉灌流量减少，心肌缺氧受损，造成心功能不全。此外，低氧血症，代谢性酸中毒及高血钾，也可损害心肌。心脏微循环内血栓，可引起心肌局灶性坏死，进一步发展为心力衰竭。

4．肝脏及胃肠

休克时，内脏血管发生痉挛，肝脏血流减少，引起肝脏缺血、缺氧、血液淤滞，肝血管窦和中央静脉内微血栓形成，造成肝小叶中心坏死，甚至大块坏死，使肝脏受损。肝脏代谢和解毒功能不全，导致肝功能衰竭。胃肠道缺血、缺氧，引起黏膜糜烂出血，肠黏膜屏障碍功能受损。

5. 脑

休克时，因动脉压过低致脑血流量降低。脑内小动脉的平滑肌的舒缩，受着血液二氧化碳分压和酸碱度变化的影响。当二氧化碳分压升高或酸碱度值降低时，脑血流量增加。然而，这种调节机能要有一定的心排出量和平均动脉压才能起作用。因此，持续性低血压中引起脑的血液灌流不足，使毛细血管周围胶质细胞肿胀，同时由于毛细血管通透性升高，血浆外渗至脑细胞间隙，引起脑水肿和颅内压增高。

以上内脏器官发生损害，心，肺、肾的功能衰竭是造成休克死亡的三大原因，救治中更应重视。

感染性休克的病理生理变化，一般认为和低血容量休克基本相同，但由于感染和细菌毒素等作用，机体的细胞损害常很早发生，不能利用氧，以致动静脉氧差缩小。此外，感染性休克的微循环的不同阶段常同时存在，并且很快即进入弥散性血管内凝血阶段；不像低血容量性休克的循环具有收缩期、扩张期、弥散性血管内凝血和内脏官功能衰竭等典型经过。动静脉氧差缩小的另一原因是毛细血管前的动脉短路大量开放。因此，感染性休克的微循环变化和内脏继发损害比较严重。

从血流动力学改变看，感染性休克可表现为低排高阻型和高排低阻型两种。①低排高阻型往往发生在已有液体丢失，血容量较欠缺，继发感染的病员中。细菌内毒素直接作用于交感神经末梢，释放大量儿茶酚胺；内毒素又可破坏血小板和白细胞等，释放5－羟色胺、组胺、缓激肽等，使肺等脏器小静脉收缩，返回左心的血量减少和动脉压下降；感染灶的毛细血管通透性增加，血浆渗入组织间隙，也可使血容量进一步减少，引起休克。这种高阻力型休克的特征周围血管阻力增加而心排出量降低。②与此相反，高排低阻型休克是因感染灶释放出某些扩血管物质，而使微循环扩张，外周阻力降低，血容量相对不足，机体代偿性地增加心排出量，以维持组织的血液灌流，其特征是周围血管阻力降低，心排出量增加。革兰氏阴性细菌感染可引起低排高阻型或高排低阻型休克，但以低排高阻型休克为多，革兰氏阳性球菌则引起高阻型休克居多。

第二节 休克的护理

【目的及分类】

休克（shock）是机体在各种有害因素侵袭下引起的有效循环血容量骤减，组织器官氧合血液灌注不足，细胞缺氧，以末梢循环障碍为特点的病理综合征。外科休克分为创伤性休克，低血容量性休克、感染性休克及神经源性休克。休克发病急，进展快，护理人员应配合医生进行积极抢救。以去除病因，恢复有效循环血量，纠正微循环障碍，增进心脏功能及恢复正常代谢。

【护理评估】

1.病因：有各种原因引起的大量失血、出血、烧伤、严重损伤或感染等病因。

2.意识和表情：休克早期呈兴奋状态，烦躁不安，休克加重时表现为表情淡漠、意识模糊、反应迟钝，甚至昏迷。

3.皮肤色泽及温度：皮肤口唇黏膜苍白，四肢湿冷，晚期出现发绀，皮肤可出现花斑状现象。但感染性休克时，皮肤温暖，干燥色红。

4.血压与脉压：血压常低于10.6／6.6kPa(80／50mmHg)，脉压<4kPa(30mmHg)。

5.脉搏：早期脉率增快，休克加重时脉细弱，甚至摸不到。

6.呼吸：注意呼吸次数及节律。休克加重时呼吸急促、变浅、不规则。呼吸增至30次／分以上或8次／分以下表示病危。

7.体温：大多偏低，但感染性休克有高温，如体温突升至40%以上或骤降至36℃以下，则病情危重。

8.瞳孔：双侧瞳孔散大，对光反射消失，说明病人濒于死亡。

9.尿量：每小时尿量少于25ml，比重增高，表明肾血管收缩或血容量不足。

10.辅助检查

（1）中心静脉压低于49Pa($5cmH_2O$)，表示血容量不足；高于147Pa($15cmH_2O$)，表示有心功能不全；高于196Pa($20cmH_2O$)，提示有充血性心力衰竭。

（2）红细胞计数血红蛋白检查可了解失血情况。红细胞压积增高，可反映血浆丢失。在5万～7万／mm^3以下，凝血酶原时间比对照组超过3秒，纤维蛋白原在1.6～2g／L以下，说明发生弥散性血管内凝血（DIC）。

（3）尿比重增高。

(4)动脉血气分析了解有无酸碱平衡失调。休克时，因过度换气，二氧化碳分压($PaCO_2$)一般较低或正常。如超过 5.9～6.6kPa(45~50mmHg)，而通气良好，提示肺功能不良。氧分压（PaO_2)低于 8kPa(60mmHg)，吸入纯氧后不改善，考虑有急性呼吸窘迫综合征。

（5）动脉血乳酸盐如持续升高，则病情严重。

（6）血浆电解质钾、钠、氯等测定了解感染情况及电解质水平。

【护理要点】

1.应设专人特护，病人置于重危病室。

2.体位尽量减少搬动病人。将病人头和躯干抬高 15°～20°，防止膈肌及腹腔脏器上移，影响心肺功能，并可增加回心血量及改善脑血流。必要时可使用军用抗休克裤（military anti-shock trousers；MAST)。

3.严密观察病情变化。

（1）观察意识表情、面唇色泽、肢端温度、瞳孔及尿量。如病人从烦躁转为平静，淡漠迟钝转为对答自如；唇色红，肢体转暖；尿量>30ml / h，提示休克好转。

（2）每 15～30 分钟测体温、脉搏、呼吸、血压 1 次。

（3）详细记录病情变化及 24 小时液体出入量。

4.保暖：可用棉被、羊毛毯、低温电毯保暖，或室内调温以 20℃为宜。感染性休克有高热时，应予物理降温，可用冰帽或冰袋置于头部、腋下、腹股沟等处；4℃等渗盐水 100ml 灌肠；室内通风或药物降温。

5.保持呼吸道通畅：昏迷病人，头应偏向一侧，或置入通气管，以免舌后坠。有分泌物，应及时清除。鼻导管给氧时用 40%一 50%氧浓度，每分钟 6～8L 的流量。

6.迅速建立 1～2 条静脉输液通道：根据病情安排输液先后次序。一般先输生理盐水、平衡电解质或低分子葡萄糖酐，后输葡萄糖全血等。在血压及血流动力学监测下调整输液速度。血压及中心静脉压低时，应较快补液；高于正常时，应减慢速度，限制补液，以防肺水肿及心功能衰竭。

7.遵医嘱使用血管活性药物

（1）从低浓度慢速开始，每 5～10 分钟测 1 次血压。血压平稳后每 15～30 分钟测 1 次，并按药物浓度严格控制滴数。

（2）严防药物外渗。如出现局部红肿、疼痛，应立即更换滴药部位，局部用 0.25% 普鲁卡因封闭。

8. 预防并发症

（1）防坠床：烦躁的病人，应加床挡以防坠床，或四肢以约束带固定于床旁。输液肢体宜用夹板固定。

（2）防肺部感染：每日 4 次雾化吸入，协助病人咳嗽、咳痰。必要时，给予吸痰。

（3）防压疮：保持床单清洁、平整、干燥。病情许可时，每 2 小时翻身、拍背 1 次，按摩受压部位皮肤。

第七章 外科肿瘤患者的护理

第一节 常见体表肿瘤

一、皮样囊肿

在胚胎发育中少量外胚叶组织遗留于皮肤，黏膜下或深部组织内所形成。囊肿好发于眼睑、眉外侧、鼻根、枕部等处，还可发生于腹部以纵隔内。

【临床特点】

1．囊肿呈圆形，柔软无痛。位于皮下层，与皮肤不粘连，位置较深者，可与深筋膜或骨膜粘连而不易推动。

2．囊壁有皮肤及汗腺、皮脂腺、毛囊等皮肤附属器。囊内容物粥样、浓稠，含有脱落上皮细胞、皮脂或毛发等。

【治疗】

手术切除。切除眼角部位的皮样囊肿时应注意有时囊肿与硬脑膜相连。如误伤硬脑膜而未及时处理，则可形成脑脊液漏。

二、皮脂腺囊肿

旧称“粉瘤”。因皮脂腺导管阻塞后内容物潴留所形成。为体表最常见的肿物之一，其内容物似豆渣，并非真性肿瘤。常发生在成人头、面、背或臀部。

【临床特点】

1．呈圆形、边界清楚，基底可推动，与皮肤粘连，囊性感，中央处有时可见黑色毛囊孔，挤压或破溃后流出白色皮脂。

2．生长缓慢，无何症状。并发感染时，囊肿表现和周围有炎性反应，局部疼痛、红肿和触痛，破溃或引流有脓性豆渣样内容物，炎症消退后破溃处可愈合，囊肿又重新充盈。

【治疗】

手术完全切除囊肿。若手术残留囊壁组织，可再形成囊肿。并发感染时可先抗感染治疗，待炎症消退后再择期手术切除。

三、脂肪瘤

由分化良好的脂肪组织构成。全身任何有脂肪组织的地方均可发生，大多数位于皮下组织内。为局限性肿块。好发于肩、背、臂、腹壁等部位。也有多发性以四肢及背部多见。少数可生长在腹内及腹膜后等部位。

【临床特点】

1．肿块生长缓慢，无疼痛，呈圆形或扁圆形，质软富弹性，边界清楚，与皮肤不粘连、表面皮肤正常，基底较广泛，有时呈分叶状。

2．生长于腹内和腹膜后的脂肪瘤主要表现深部肿块。一般术中始可证实。

3．肩部和颈背部（相关于颈椎隆突处）可发生皮下脂肪增生，致大块脂肪堆积，称纤维脂肪垫，常与肩挑劳动有关。瘤体呈浸润性生长，可发展到筋膜中、肌肉间或肌层间，与正常组织分界不清、质地坚硬。

【治疗】

单发的皮下脂肪瘤可行手术切除。切除须彻底以防复发。多发性小脂肪瘤可不处理，因有局限性或可自行消失。纤维脂肪垫可不处理。若肿块过大影响劳动时，可手术切除。由于肿块无包膜、境界不明确，质硬且与皮肤粘连紧密，手术时出血较多应重视。

四、血管瘤

由血管组织构成的一种良性肿瘤，80%属先天性，女性多见。生长缓慢，有人认为这种肿瘤并非真性肿瘤，而是血管发育畸形或血管增生。按血管瘤结构分为三种。

1．毛细血管瘤

由表浅的毛细血管扩张、纡曲而成（俗称“胎痣”）。多见于婴儿，一般生后即有，始为皮肤红点或小红斑，可迅速增大。全身各部位皮肤均可发生，以头面部多见。瘤体呈鲜红或紫红色，大小不一，形态不规则，边界清楚，表面平坦或隆起，压之褪色，释手恢复原状。

早期瘤体小可手术切除，或液氮冷冻。X线外照射、^{32}磷敷贴，或激光治疗，可使毛细血管栓塞、瘤体萎缩。瘤体大范围广泛者可局部注射或强地松全身治疗，可能限制其扩大。

2．海绵状血管瘤

由内皮细胞增生构成血管延长扩张并汇集一处而成。多数生长于皮下组织内，也可在肌内、肌间内，少数可在骨或骨脏等部位。形态、质地酷似海绵。瘤体由扩张的静脉和血管窦构成，呈暗红或紫蓝色，柔软界清，具有压缩性和膨胀性，无搏动性杂音。可并发出血、感染或溃烂。

小的海绵状血管瘤可用硬化剂（5%鱼肝油酸钠或40%尿素）注射治疗，使其纤维化；或手术切除、冷冻治疗。对瘤体较大的血管瘤实施手术切除时，术前必须充分估计病变范围，行X线血管造影。术中注意控制出血，尽量彻底切除瘤组织预防复发。对无法全部切除者，可配合注射、缝扎或放射治疗。

3. 蔓状血管瘤

由较粗的迂曲管构成，大多数如静脉，也可有动脉或动静脉瘘。常发生在皮下和肌肉内，也常侵入骨组织，范围较大，甚至可超过一个肢体。血管瘤外观有蜿蜒的血管，有明显的压缩性和膨胀性，可听到血管杂物。有时可触及硬结（为血栓和血管周围炎所致）。下肢皮肤可因营养障碍而变薄，着色或破溃出血，累及肌肉群可影响功能，累及骨组织的青少年，肢体可增长、增粗。应争取手术切除，术前应行血管造影检查，以估计手术范围及手术难度。

第二节　膀胱肿瘤

一、膀胱肿瘤的流行病学

膀胱肿瘤属于尿路上皮性肿瘤，是泌尿系统常见的恶性肿瘤，来源于移行上皮。原发性膀胱肿瘤的发生占尿路上皮肿瘤的90%。膀胱肿瘤多见于膀胱侧壁及后壁；三角区和顶部次之。膀胱癌是最常见的恶性肿瘤，占我国男性泌尿生殖系统肿瘤发病的首位。其发病有地区和种族差别，美国和西欧地区高发，日本较低发。白人高于黑人，城市高于农村。膀胱癌全球标准化病死率男性占第11位，女性占第16位。

二、膀胱肿瘤的病因学

其发病主要原因尚不十分清楚，经过多年的研究现已知膀胱癌的发生与染料、橡胶皮革、塑料及有机化学加工等职业因素有关，还与吸烟、食用糖精、长期服用镇痛药非那西丁、长期使用环磷酰胺及慢性膀胱炎症、结石刺激和埃及血吸虫病等诱发因素有关。

三、膀胱肿瘤的病理学诊断

（一）良性上皮性肿瘤

1．移行细胞乳头状瘤　少见，为孤立性肿块。大体观察呈乳头状。镜下见稀疏的乳头状结构，乳头间无融合，乳头表面被覆与正常膀胱泌尿上皮相同的细胞、伞细胞可见。核分裂罕见。

2．内翻性乳头状瘤　罕见，大体病变呈息肉状，可有蒂或无蒂。黏膜光滑或结节状，无绒毛状或乳头状结构。镜下表面为薄层移行上皮，上皮下固有膜内见移行上皮巢和内陷的索，巢中心可形成囊。几乎无核分裂象，与移行上皮乳头状瘤细胞相似。

3．鳞状细胞乳头状瘤（湿疣）罕见，大体观察黏膜光滑，粉色或棕褐色，有乳头。镜下病变以特征性乳头组成，乳头被覆增生的鳞状上皮，有些有过度角化。典型的上皮细胞有核旁空晕，核偏位，核染色质粗不规则，胞质空亮。

（二）低度恶性潜能的乳头状移行细胞肿瘤

大体观察呈乳头状结构。镜下移行上皮细胞与正常移行上皮相似，但细胞的厚度明显增加超过 7 层。基底细胞的排列呈栅栏状，细胞极向几乎没有变化。核分裂象少见。伞细胞存在。

（三）恶性上皮性肿瘤

1．移行细胞癌　大体观察肿瘤呈乳头状、结节状、浸润性和原位。乳头常带有蒂，单发或多发，大小不一，数毫米到数厘米。多发生在膀胱三角区和膀胱侧壁。镜下观察由乳头构成，向腔内生长，分 3 级。

2．鳞状细胞癌　大体观察肿瘤呈结节状伴溃疡形成。镜下肿瘤全部由鳞状细胞癌构成而没有腺上皮和移行上皮成分。

3．腺癌　大体可呈乳头状、结节状或扁平伴溃疡形成。镜下肿瘤由膀胱上皮化生后转变的恶性细胞组成，没有移行上皮和鳞状上皮。肿瘤邻近黏膜见肠生化的上皮。

4．脐尿管癌　肿瘤发生在膀胱之上的脐尿管和脐部，位于膀胱顶部和邻近顶部的前壁。镜下以腺癌形态为主，大部分具有肠型腺和黏液分泌，有些具有印戒样细胞成分，肿瘤大多浸润肌层或更深。少部分为鳞状细胞癌、移行细胞癌和间质癌。

5．透明细胞腺癌　少见，常见于尿道。镜下见肿瘤呈管状生长，也可呈乳头状、微囊状。瘤细胞部分胞质透明，部分为鞋钉样细胞。

6. 小细胞癌膀胱的小细胞癌来源于神经内分泌干细胞，与发生在肺的小细胞癌相同。镜下瘤细胞小，染色质丰富，胞质少，排列成巢团状。

7. 未分化癌　上皮来源的恶性肿瘤，分化太差不能归类。四、膀胱肿瘤的四、临床表现

临床最常见和最早出现的症状为无痛性肉眼血尿，多数为全程血尿，偶见终末或镜下血尿，血尿间歇出现，可自行停止或减少，量多少不一，严重者血块可堵塞膀胱口引起排尿困难。若肿瘤坏死、溃疡、合并感染可出现尿中有腐肉。肿瘤长大、有蒂、血块等可阻塞膀胱出口引起排尿困难、尿潴留；肿瘤浸润输尿管开口，造成梗阻引起肾积水。晚期时可出现下腹部及会阴部疼痛，双合诊检查可扪及肿块、贫血、消瘦、发热等症状。

五、尿液脱落细胞检查

尿路上皮发生肿瘤时，检测尿脱落细胞可发现可疑的肿瘤细胞，阳性率达 80%，此方法可用于普查。

六、影像学检查

1. 膀胱镜及（或）组织检查：此项检查是膀胱肿瘤最重要的检查手段。不仅可以确诊，还可以确定病理类型及分级。

2. X 线、静脉肾盂造影、膀胱造影、CT、MRI 等。可清楚地表现膀胱腔内肿瘤的大小、生长方式、单个或多发、是否有淋巴结转移等。

3. B 超检查：可发现 0．5cm 以上的肿瘤。

七、膀胱肿瘤的实验室诊断

膀胱肿瘤临床诊断主要依赖于尿常规分析、尿液脱落细胞检查、膀胱镜及影像学检查等。尿常规分析对肿瘤性血尿的检出率很高，但指示膀胱肿瘤的特异性很低。尿液脱落细胞检查主要应用在肿瘤早期的诊断，由于细胞间黏附不脱落使该检查的敏感性较低，而部分患者由于炎症或放疗、化疗使细胞形态改变可导致假阳性。膀胱镜检查是目前公认的膀胱肿瘤诊断的金标准。经过膀胱镜可以直接观察到肿瘤所在部位、大小、数目、形态、蒂部情况和基底浸润程度，但该检查属侵害性检查且可能会导致尿路感染。

目前正在研究的生物学标志物可以改进膀胱肿瘤的诊断，这些检查无伤害，价廉快速且易于获得有较好的敏感性和特异性。可用于高危人群如有吸烟史、有一定症状及膀胱癌的筛查和诊断。美国食品与药物委员会（FDA）已将核基质蛋白 22(NMP22)、纤维蛋白原 /

纤维蛋白降解产物（FB / FDP）及膀胱肿瘤抗原（BTA）列为膀胱肿瘤检查的生物标志物。此外还有其他研究的生物标志物可用于膀胱肿瘤的辅助诊断。

（一）尿液常规检查

主要检查尿沉渣，如尿液中红细胞、白细胞、肿瘤细胞等尤为重要。

（二）膀胱肿瘤生物学标志物

1. 核基质蛋白 22（NMP22）检测　NMP22 其三维立体网是细胞核的结构基础。在酶的作用下 NMP22 参与了细胞 DNA 的复制、转录、RNA 延伸及基因的表达。NMP22 不但是组成细胞核内部结构的支架，而且与 DNA 复制、RNA 合成和基因的表达调控密切相关，因而 NMP22 与肿瘤的发生、发展密切相关。NMP22 的器官特异性已在乳腺、结肠、骨骼及尿道中发现，其中 NMP22 是尿道肿瘤潜在的特异性标志物。当肿瘤细胞健康志愿者与有活动性膀胱移行细胞癌（BTCC）患者尿中 NMP22 的浓度有明显不同。如有研究文献报道，667 例患 BTCC 或良性膀胱疾病及无尿道疾病患者尿液中 NMP22 的浓度，显示 BTCC 患者尿液中 NMP22 浓度明显高于无 BTCC 疾病的人。NMP22 具高度的敏感性（68%～100%），数倍于尿液脱落细胞检查的敏感性（20%～40%）。FDA 推荐将 NMP22 作为潜在的或手术切除后的临床观察指标。该试验的特异性报道为 61%～85%。假阳性发生率分别为尿路结石 50%，良性前列腺增生 15．6%及其他良性尿道疾病 25．6%。排除了引起假阳性的因素后该试验的特异性达到 95．6%。肿瘤的不同阶段和分级不影响 NMP22 的敏感性和特异性。

中国医学科学院肿瘤医院泌尿科和检验科联合采用酶联免疫吸附(ELISA)法，检测了 271 例泌尿系统恶性肿瘤患者的尿液中 N M=P22。研究项目结果与文献报道的 NMP22 检测尿路上皮恶性肿瘤敏感性 89．2%，特异性 93．3%，基本相符。该研究结果显示检测 NMP22 在尿路上皮恶性肿瘤中的含量较正常尿路上皮细胞约高 10 倍，较文献偏低。膀胱移行细胞癌患者尿 NlMP22 平均含量 28．3U / ml，明显高于对照组和泌尿系良性病变患者，与文献一致。对于尿 NMP22 含量是否与肿瘤分期和分级有关，文献报道不一，本文结果差异无显著意义。对于尿路上皮恶性肿瘤，尤其是膀胱移行细胞癌，NMP22 阳性率>88．7%，对泌尿系炎性病变，阳性率低于 30%。结果表明 NMP22 可作为诊断尿路上皮恶性肿瘤的指标，尤其对于泌尿系隐匿性恶性肿瘤和膀胱移行细胞癌的术后监测和预后。

2. 膀胱肿瘤抗原（BTA）检测　BTA 是膀胱肿瘤生长过程中释放进入膀胱中的复合物，与肿瘤的阶段与分级有关。原先用乳胶凝集试验可定性测定尿中复合物，即将尿液与覆有

IgG 抗体及封闭试剂的乳胶粒子混合，若尿液中存在复合物即可与乳胶粒子结合形成凝集反应。该试验并不优于尿液细胞学检查。新建立的测定方法如 BTAstat 及 BTA TRAK 法可检测人补体因子 H 相关蛋白（hcf Hrp），其在体内由几种人膀胱肿瘤细胞产生而其他上皮细胞不产生。Hcf Hrp 的功能和结构与人补体因子 H（hcfH）类似，可干扰补体途径从而阻断宿主对外来或异常细胞的溶解，使肿瘤细胞逃避宿主免疫系统的攻击形成生长优势。免疫印迹法试验可在 5min 内提供测定结果。在肿瘤早期时，BTA 测定的敏感性高于细胞学检查（BTA stat 50%，而细胞学为 20%～40%），但中晚期时敏感性则较低（BTA 27%～66%for G2，40%～83%for。G3，细胞学为 70%～100%）。BTA—TRAK 是定量免疫分析法，可测定 hcf Hrp 的浓度，其总体敏感性为 72%，但这种测定的局限性是良性疾病如炎症、结石也可产生部分假阳性。

3. 纤维蛋白原 / 纤维蛋白降解产物（FB / FDP）检测　尿液中 FDP 的增加与亚型膀胱肿瘤的发病率有关。产生机制是由于肿瘤血管通透性增加使纤维蛋白原大量渗透到血管外形成纤维团块，尿液中尿激酶激活纤溶酶原形成纤溶酶降解纤维蛋白形成 FDP。运用单克隆抗体可测定尿液中 FDP。其特异性为健康者 96%，有尿道疾病者 86%，膀胱镜检查阴性的 BTCC 患者为 80%。

4. 其他的生物学标志物检测

（1）端粒酶（Telomerase）：端粒是染色体的短末端，在细胞复制过程中不断丢失端粒，当端粒丢失至一定程度后导致染色体不稳定最终细胞死亡，端粒也可随着细胞老化而在体细胞内降解。恶性肿瘤细胞可大量表达端粒酶，维持染色体的端粒从而稳定着细胞的复制循环。尿道中各级肿瘤细胞都表达该酶的活性。国内高强等应用端粒酶 PCR—EuSA 试剂盒检测 58 例为 74. 1%(43 / 58)，而对照组皆为阴性，统计有显著差异（X2＝13. 2，P<0. 005）。与尿液脱落细胞比较，细胞学阳性率为 22. 4%(13 / 58)，与端粒酶阳性率比较存在显著差异（X2＝11. 2，P<0. 005）。国外对端粒酶测定的敏感性 60%～100%，特异性为 80%。结石、炎症、良性前列腺增生等也可产生假阳性。

（2）血管内皮生长因子（VEGF）：关于肿瘤 VEGF 的来源尚有争议，有人认为正常血管内皮表达 VEGF，有人认为不表达而仅有肿瘤组织血管内皮表达，并通过旁分泌的方式与肿瘤血管内皮细胞上相应受体结合。VEGF 可起到：①促进血管内皮细胞增殖；②增强血管通透性，使细胞外渗肿瘤细胞转向邻近组织器官；③改变细胞外基质表达及基因的表达；

④显著影响免疫功能，使肿瘤细胞逃脱机体免疫监视作用引起肿瘤细胞的扩散和转移作用。crew 等用 ELISA 定量检测了 3 261 例 BTcc 患者尿中的 VEGF 含量发现，BTCC 患者的 VEGF 含量均升高而复发者含量更高，故尿中 VEGF 含量可能预示着表浅性膀胱癌的早期复发和不良的预后。

（3）肿瘤细胞的 DNA 测定：应用尿液流式细胞技术（flow cy—tometry，FCM）可评价尿液中细胞 DNA 的含量。据资料显示二倍体多为分化好的低级 BTCC 且有较好的预后。四倍体及非整倍体细胞多显示处于 S 期细胞的比率较高，并提示可能有高阶段肿瘤细胞的存在。非整倍体细胞数>10％的标准诊断 BTCC 时敏感性为 45％，特异性为 87％。FCM 测定 DNA 缺乏标准化且需要标本量较大。

（4）血型相关抗原：ABO（H）血型抗原 ABH 及 lewis 血型相关抗原（lea、leb、ley），显现在健康尿道上皮细胞表面，在 75％～80％的人群中存在。文献报道细胞形态、分化及生长的改变与这些细胞表面分子的改变有关。尿道肿瘤细胞呈与 ABH 血型抗原的丢失及 lex 抗原表达增加有关。ABH 抗原丢失又与膀胱肿瘤复发率增加及病程进展有关。由于约有 20％的人群缺乏 ABH 抗原的表达，故局限了 ABH 抗原的临床应用。

（5）肿瘤相关抗原：几种肿瘤相关抗原如 M344、19A211、T138 及 DD23 可通过单克隆抗体检出。在健康的尿道上皮细胞中大多数缺乏这类抗原。. M344 为一种蛋白质在 70％的 Ta 及 T1 肿瘤中表达，并预示着较低的肿瘤复发率，T138 是一种糖蛋白仅在 15％的 Ta 及 T1 肿瘤中表达。在 60％侵犯性肿瘤中表达，预示着高的复发机会。DD23 也是肿瘤相关抗原，有报道当其与细胞学检查结合时有 94％的敏感性及 85％的特异性。

（6）细胞黏附分子（cadherins，integrins）：肿瘤细胞黏附的改变在膀胱肿瘤进展中起重要作用。黏附分子是相邻细胞间相互作用的分子。Cadherins 结构包括胞内、跨膜及胞外三部，促进了癌细胞经淋巴或血道的转移。Integrins 仅位于尿道基底上皮细胞层的基膜表面，然而膀胱瘤时常表达该黏附分子于整个肿瘤组织，其 β4 integrins 链含量的下降与膀胱肿瘤的进展有关，而 α2 inte-grins 链的含量未显示这种关系。

（7）肿瘤基因：肿瘤转化可能是基因转化的结果，基因转化的机制是正常基因向癌基因转化从而使细胞失去了正常控制的调节。研究显示 ras 基因的转化（c-H—ras、c—K—tas、P211 ras）与膀胱肿瘤的发生、发展阶段及复发有关，以 c—H—ras 基因转化最为常见，表现为 12、13 及 61 位点的点突变。有作者报道了浅表性膀胱肿瘤的复发及进展与 c—myc 癌基因有关，这种 myc 基因的主要改变为次甲基化。mdm2 是一种蛋白质能结合到 p53 上，使 p53 从核内穿梭进入胞浆从而失活。这种穿梭间接地促进了细胞增殖，因为 p53 在有核细胞的周期调节中起重要活性。有研究指出，mdm2 在 20%～30%的 BTCC 中有放大作用，没有发现 mdm2 与肿瘤的阶段有关。

总之，膀胱肿瘤生物标志物的研究促进了疾病的早期诊断，与尿常规分析、尿液脱落细胞检查、膀胱镜及影像学检查等共同进行大大提高了诊断的敏感性和特异性。但目前这些生物标志物均大部分处于临床试验阶段，并没有应用于临床诊断，还不能取代传统的检查方法，其进一步的临床应用价值尚待进一步研究。

第三节 骨 肿 瘤

骨肿瘤临床分为原发性骨肿瘤和继发性骨肿瘤。一般骨骼系统各种组织，如骨、软骨、纤维组织、脂肪组织、造血组织、神经组织和未分化的网状内皮结构等，所引起的肿瘤均属原发性骨肿瘤。通过直接浸润、血运或淋巴系统转移而在骨组织内形成的转移肿瘤为继发性骨肿瘤。骨肿瘤除有良、恶性之分外，尚有部分骨组织内的病变未能确定其性质是否为真性骨肿瘤者，如骨纤维异常增殖症、孤立性骨囊肿、骨嗜酸性肉芽肿、骨类脂质代谢紊乱症等，称瘤样病损（骨肿瘤样病损）。

一、骨肿瘤的流行病学

骨肿瘤发病年龄男性为 15～24 岁，女性为 5～14 岁，可能与不同性别骨的生长与内分泌发育的早晚和时间长短有关。据统计，骨肿瘤的发病率男性为 1. 112／10 万，女性为 1.060／10 万。原发骨肿瘤占人类肿瘤总病例国外报道为 0.2%，国内报道为 2%～3%，男性比女性稍多，原发性良性肿瘤比恶性多见，良、恶性骨肿瘤比例国内为 1～2：1。良性肿瘤中以骨软骨瘤多见，恶性肿瘤以骨肉瘤、软骨肉瘤和纤维肉瘤多见。发病年龄、解剖部位对骨肿瘤的发生也有重要意义，许多儿童的病损与“骨转换”速度和细胞活动有关。

二、骨肿瘤的病因学

骨肿瘤的病因至今未明确，以往人们认为骨骼损伤，特别是慢性轻微损伤、慢性感染均是引起骨肿瘤的诱因。近年通过大量的实验研究，肉瘤病毒制成大鼠骨肉瘤模型（Finkel 曾用不同类型的放射性核素和病毒制成骨肉瘤动物模型），这些致病因素已被许多学者确认。成年人，特别是老年人，多从远处的癌症转移而来，儿童则多从神经母细胞瘤转移而来。

三、骨肿瘤的分类及其特征

自 1920 年 Codmarl 开始对骨肿瘤进行登记和分类以来，世界各国骨肿瘤工作者都建立了这种制度，并在不断地改进。特别认识到按不同组织起源分类，再按不同性质归类是较合理的一种分类方法。此后 Ewing 的骨肿瘤修正分类、LicHtenstein 骨肿瘤分类、Bristol 骨肿瘤登记处分类、英国伦敦皇家骨科医院的骨肿瘤分类、日本整形外科学会骨肿瘤委员会的分类均有不同的改进，且各有特点。

1972 年 WHO 为了进一步澄清骨肿瘤的分类与研究分类问题，邀请了一些学者进行了讨论。其结论是骨肿瘤分类是依据组织学的标准而定的，特别是依据肿瘤细胞所显示出来的分化类型及其所产生的细胞间物质的类型而进行的。至今仍采用该分类方法。

我国根据自己对骨肿瘤的认识和发病情况，参照 1972 年世界卫生组织的骨肿瘤分类和英、美、法、日、德等国家的分类，于 1983 年初拟定我国自己的骨肿瘤分类。主要是将骨肿瘤分为良性、中间性和恶性三类。将骨巨细胞瘤归纳于组织来源内，采用临床、病理和 X 线三结合的规律进行分类。

1. 骨瘤　骨瘤为较常见的良性肿瘤。从组织学上表现为纤维化骨的产物，故主要成分为成骨性的结缔组织内形成丰富的新骨组织。好发于颅骨与下颌骨，一般不引起任何症状，仅有局部隆起。如发生在颅骨内板则肿瘤突入颅腔可产生颅内压迫症状。

2. 骨样骨瘤　对这类骨肿瘤其性质有过不少争论，目前被确认为属骨良性肿瘤的一种。本肿瘤一般好发于 11～25 岁，男女之比为 2：1。任何骨均能发生，但以股骨的骨干为多见。病程缓慢。疼痛为主要症状，由轻到重，由间歇到持续，夜间尤为明显。服用水杨酸类药物后可明显缓解。治疗以手术切除为主。某些部位不能手术者可考虑放射治疗。手术后复发或恶变的尚未见报道。

3. 骨母细胞瘤（良性骨母细胞瘤）　骨母细胞瘤是从骨样骨瘤中划分出来的一种少见骨肿瘤，约占原发性骨肿瘤的 1%。由于大多为良性，故又有良性骨母细胞瘤之称，少数可发生恶变。骨母细胞瘤以往曾被命名为“成骨性纤维瘤”“巨型骨样骨瘤”等，目前均已被废弃。本病很少见。肿瘤的主要组织成分为血管丰富的骨样组织、新生骨质以及大量骨母细胞。随着肿瘤发展，上述组织可相继引起各种变化，因此，难与骨巨细胞瘤及骨肉瘤鉴别。过去本病一直被认为属良性肿瘤，近年有肺部转移病例的报道，但其组织学检查在此时仍无明显恶变，而其生物学行为可以发生恶变故认为有潜在恶性变可能。少数严重者，可破坏骨质及侵蚀周围软组织。不同病损或同一病损的不同部位、组织结构有所不同，且随着病程的演变早、晚期也有所不同。一般早期以增生的骨母细胞为主，而骨样组织及破骨细胞少见，随后则两种成分逐渐增多；晚期骨样组织发生钙化及骨化，可能被误诊为骨样骨瘤。发病年龄多数在 10～25 岁，女多于男。发生部位以脊柱最多见，手足部次之，也可见于肋骨、肩胛骨、足骨等处，还好发于股骨等，其他部位偶尔发生。起病缓慢，大多数患者仅感轻度疼痛，浅表者骨质隆起，患部功能轻度受限。发生在脊柱者可有不同程度的脊髓或神经根压迫症状，严重者可能截瘫。治疗以手术为主，病变在脊柱手术不能彻底可在减压后加用放射治疗。

4．骨肉瘤　骨肉瘤是最常见的骨恶性肿瘤，为一结缔组织性肉瘤，恶性增生的菱形间质细胞直接产生骨样组织或未成熟骨。非钙化的骨样胶原与从菱形成纤维细胞产生的胶原不易鉴别，以前只从细胞形态学上做鉴别，最近由于组织化学的发展，可用切片中的碱性磷酸酶活性做鉴别，在骨肉瘤切片碱性磷酸酶的活性染色丰富，肌成纤维细胞产生的胶原中碱性磷酸酶染色阴性。其发展过程中可形成大量肿瘤性骨样组织及骨组织。根据其新生骨的存在与否或多少而有溶骨性和成骨性的区别。骨肉瘤可发生在任何年龄，10～25 岁占发病者的大多数。但主要是发生在 11～20 岁占 45．7%。在年龄较大的患者诊断原发性骨肉瘤时，要仔细检查是否原先有 Paget 病或纤维结构不良等存在。男性较多见，男女之比为 2：1。

除浆细胞骨髓瘤外，骨肉瘤是原发性骨恶性肿瘤中最常见的，它的发病率比软骨肉瘤多 2 倍，比 Ewing 肉瘤多 3 倍。真正的骨肉瘤发病率很难估计，死亡率亦然，因为登记是骨肉瘤，但无组织学分型。在美国骨肉瘤的发病率为 1 / 10 万，在英国估计为 0．2 / 10 万～0．3 / 10 万。1971 年瑞典国家肿瘤登记处报道骨肉瘤的发病率为 0．28 / 10 万，并发现骨肉瘤的发病一般有较丰富的血管，如生长迅速，血供丰富，则肿瘤组织内含有极多的扩张血管和血窦，易出血；如生长迅速，血供不足，肿瘤常发生坏死和变性。

病变常见于四肢长骨（肱骨上端或股骨下端）。位于长骨的骨肉瘤多起病于干端，肿瘤经髓腔方向向骨干蔓延，此外肿瘤也可经 Havers 管穿破骨皮质，达到骨膜下，并侵及邻近的软组织。在肿瘤的发展过程中，骨破坏和肿瘤骨形成是互相交替进行的，瘤细胞可在原有骨结构间形成肿瘤骨，或在完全破坏原有骨结构后形成肿瘤骨，而肿瘤骨又可被瘤细胞所破坏。在肿瘤生长破坏过程中，还刺激骨膜产生不同程度的骨膜反应，并侵及软组织形成组织肿块。在同一肿瘤的不同部位，瘤细胞的分化程度和生长速度是不均衡的，因此，肿瘤骨化亦不相同。分化越好、越成熟的肿瘤，骨化越显著。

骨肉瘤所产生的各种不同形态的骨膜反应与骨折、炎症等所产生的骨膜反应无本质上的区别。但肿瘤的恶性程度与距离不同使骨小梁排列方向不一。肿瘤恶性程度越低或距肿瘤越远，鼓膜反应越轻而整齐。肿瘤向骨外发展时，邻近正常区的边缘骨膜受肿瘤刺激生长特别迅速。

肢体的长骨是骨肉瘤最常见的发病部位，其中疼痛和肿胀是最常见的临床表现，开始时常为间歇性隐痛，迅速转为持续性剧痛，最后呈跳动性，使患者难以忍受；以后局部出现肿胀。由于肿瘤毗邻关节，常可引起相邻关节的疼痛而活动受限，甚至产生关节积液等。肿胀一般是按照骨的外形偏心性增大。肿瘤的质地是不同的，如是硬化性肿瘤则质地如岩石样硬；如为溶骨型，质地如橡皮。肿瘤表面皮肤发亮、发热，搏动和毛细血管扩张少见，但有表面静脉怒张，偶尔可有病理性骨折。

骨肉瘤按组织分类可分成纤维细胞型（纤维肉瘤样）、软骨母细胞型（软骨肉瘤样）、骨母细胞型、血管型。

骨肉瘤不同的组织学类型恰好是根据肿瘤的不同基质来区分。根据Bristol骨肿瘤登记处资料，Ross将骨肉瘤分成5种类型：骨母细胞型占44.5%、软骨母细胞型占26.6%、成纤维细胞型占8.6%、混合型占3.1%、再造变异型（anaplastic variants）占17.2%。其他学者如Graz-anis和Whitesides或Dahurl和Covmt将骨肉瘤分为骨母细胞型、软骨细胞型和成纤维细胞型3种。骨母细胞型在统计学上并没有比成纤维细胞型预后更坏。在骨肉瘤组织中肿瘤细胞（带有丰富）碱性磷酸酶染色强阳性。

5. 皮质成骨肉瘤　骨膜与皮质旁结缔组织有密切关系。其恶性程度较骨肉瘤为低，预后亦佳。好发于股骨下端等长管状骨。发病年龄以30岁左右为多见，病程发展缓慢，症状轻微。

6. 软骨瘤　好发于手、足短管状骨，其次是长管状骨，如股骨、肱骨等。有单发性和多发性。位于骨中央的称内生软骨瘤，在皮质外的称外生软骨瘤。多发性又称内生软骨瘤病。如发生在单侧肢体合并肢体畸形称为Ollier病，如合并有皮肤或内脏血管瘤称为

Maffucci 综合征。其病理特征是含有成熟软骨，外观呈分叶状，可伴有钙化或坏死。有恶变可能，且多发性的较单发性的恶变可能性大。

7. 骨软骨瘤（骨软骨性外生疵） 骨软骨瘤临床最为常见，有单发性与多发性。多发性多为遗传性称遗传性多发性骨疵，如合并肢体发育障碍而产生畸形称遗传性畸形性软骨异常增殖症。肿瘤顶端有软骨帽，其生长活跃故有可能转变为软骨肉瘤。在手术切除时必须将软骨帽切除，以免复发或恶变。

8. 软骨母细胞瘤（良性软骨母细胞瘤、软骨母细胞瘤） 软骨母细胞瘤为良性软骨肿瘤，很少见，约占原发性骨肿瘤的1%，又称良性软骨母细胞瘤或成软骨细胞瘤。过去曾认为是骨巨细胞瘤的同类，故有“含软骨的巨细胞瘤”“骨儒软骨瘤性巨细胞瘤”及“钙化性巨细胞瘤”之称。多见于青少年长管状骨，以肱骨上端为好发部位。手术刮除后可复发但恶变较少见。

发病年龄以 25 岁以下者为多见，11～20 岁最多，男女之比约为 2：1。好发于长骨骨端，依次为股骨上端、股骨下端、肱骨上端。以手术治疗为主，行刮除植骨术。对少数肿瘤较大者，可行肿瘤切除后大块植骨。多数可治愈，偶可复发。如病变广泛，手术不彻底，复发率可提高。恶变为软骨肉瘤者罕见，但放疗后可恶变。

9. 软骨黏液纤维瘤 多发生于 20～30 岁，多见于股骨下端、肱骨上端，皮质骨有扩张。其病理特征为含有丰富的黏液样或软骨样基质的梭形或星形细胞。手术切除植骨能治愈。

10. 软骨肉瘤好发部位为躯干骨，以骨盆为多见，亦可见于四肢长管状骨的近侧。扁平骨的软骨肉瘤多自中央开始后破坏皮质穿入软组织。长管状骨在链腔内蔓延同时穿破邻近皮质到软组织，可出现 Codmarl 三角和不规则的放射状骨针与骨肉瘤相似。软骨肉瘤的组织学结构和生物学行为是多变的，有生长缓慢分化好与生长迅速分化差两种类型。

11. 骨巨细胞瘤（巨细胞瘤） 是较为常见的肿瘤。多发生在 20～40 岁，好发于股骨下端、肱骨上端、下端。肿瘤为偏心性逐步发展至整个骨端，据统计占骨肿瘤的 5%～8%至 13%～15%。由于本肿瘤含有多核巨细胞及瘤样病变，因而被称为“骨巨细胞瘤或破骨细胞瘤”。1818 年 200pel 首次描述骨巨细胞瘤，1912 年 Bloodgood 提出骨巨细胞瘤（GCT）这一诊断。多年来经过许多学者不断研究，对其病理学特点已有了相当的了解。含有多核巨细胞的肿瘤并不一定都是巨细胞瘤，如非骨化性纤维瘤、成软骨细胞瘤、软骨黏液样纤维瘤均与骨巨细胞瘤有本质的差异。多数学者认为本病有潜在的恶性，因其常表现为与“良性”本质不符的侵袭性行为，手术切除后的局部复发率高，并有远处转移的恶性行为，因而不能与一般的良性肿瘤同等看待。以往从组织学上以细胞丰富和多数核分裂象来作为肿瘤恶性程度的依据。目前认为应随时考虑其潜在的恶性行为。应按临床表现、X 片及病理三者结合来制定方案。由于骨巨细胞瘤是一种潜在恶性肿瘤，治疗应以彻底手术为主。被侵犯的软组织也应彻底清除。肿瘤组织在髓腔内可蔓延 1～5cm，清除术应达到这个范围。

12. Ewing 肉瘤　较为少见，多见于 10～25 岁的青年，长管状骨中部以股骨、肱骨和胫骨为好发部位。X 线的特征是溶骨性病灶伴有斑块状反应性骨或骨外膜骨，即一般所谓的葱皮样表现。Ewing 肉瘤诊断较为困难，须与常见的骨肉瘤及转移性肿瘤相鉴别。骨肉瘤可发生在任何年龄，但主要是发生在青少年。在年龄较大的患者诊断原发性骨肉瘤时，要仔细检查是否原先有 Paget 病或纤维结构不良等存在。男性较多见，男女之比为 2：1。

13. 骨髓瘤好发于 40 岁以上，多见于扁平骨、骨盆、颅骨、脊柱及股骨近端。病变初期可为单发的，但最终仍是多发的。病理性骨折是常见的并发症，亦可以是早期症状。治疗以全身支持疗法、解除疼痛与处理并发症为主。有报道放疗可以缓解症状与延长病程。

14. 骨血管瘤在骨内的血管瘤少见。好发于颅骨、脊柱（占 60%），长骨次之，脊柱中以胸、腰椎多见，常合并脊髓压迫症。对颅骨与脊柱的血管瘤用放疗可取得良好效果，其他部位的可行肿瘤切除。

15. 成纤维性纤维瘤好发于骨端，在骨内一般无偏心倾向；个别可有偏心倾向，其周围可增厚有清晰界限。肿瘤的发病与年龄、性别及损伤无关。症状轻，仅有轻度疼痛与肿胀。治疗以手术切除为主。

16. 纤维肉瘤是骨肉瘤中最少见的一种。好发于 30～40 岁，多见于股骨下端与肱骨上端。本肿瘤有少数继发于良性的骨肿瘤如骨巨细胞瘤、多发性纤维异常增殖症和畸形性骨炎。

17. 脊索瘤脊索瘤是一种比较少见的肿瘤，起源于退化的脊索的残余。最多见于尾椎，次为颅底的蝶枕软骨结合处，再次为其他脊柱。其特点为局部溶骨性破坏为主，生长缓慢，较少发生远处转移，但术后极易复发，并有恶性倾向，仍属于恶性肿瘤范畴。脊索瘤理论上讲是从残余或异位的胚胎脊索中产生的。在胚胎第 4 周到第 6 周发育期间，间叶细胞从邻近的骨节合并，形成每个椎体，它们包围了原始的脊索，形成原始的脊柱，经过软骨化，然后骨化。在椎体发青时，脊索迅速退化和消失。肿瘤局部切除后可复发但很少转移，仅在少数多次切除的患者才可能有转移。

脊索瘤占原发性恶性骨肿瘤的1%～4%，国内统计为4.28%。上海医科大学华山医院（1981～1991年）10年内统计为12%。任何年龄都可以发生脊索瘤，但多数为40～60岁。男性占绝大多数。一般为单发，发病缓慢，数年后病情转入晚期才开始出现症状。局部持续性疼痛往往是脊索瘤最早出现的唯一症状。早期由于生长缓慢，疼痛并不严重，有时呈间歇性，极易被误诊为其他疾病。在骶尾部者，初起可有不明显的腰骶部疼痛，可误诊为腰部劳损或风湿病。肿瘤增大，压迫腰神经根时则可产生腰腿痛和下肢麻木及肌肉萎缩。也可在盆腔内或腹膜后形成巨大肿块。

中年以上有腰骶部疼痛、腰腿痛或脑神经症状者，尤其伴大、小便功能障碍时，应及时拍摄骶尾部或颅底部X线平片，如有怀疑者应进行CT或MRI检查。一般诊断不困难。但需要同骨髓巨细胞瘤、转移性癌肿和软骨肉瘤等相鉴别。外科手术治疗为首选的传统方法。

18. 孤立性骨囊肿　常见于股、肱骨右上端。好发于儿童也见于青年。肿瘤随着年龄的生长，逐渐移向骨干。病理性骨折常是最早的症状。

19. 动脉瘤样骨囊肿　多发于青少年的长管状骨。刮除植骨术后均能治愈，对放射亦敏感。

20. 非骨化性纤维瘤少见。

21. 滑膜肉瘤多数发生于大关节附近，以膝、髋关节附近常见，但也可见于四肢其他关节及躯体等处。症状为局部肿块，大小不等，质坚韧，边界不清，稍可推动，有压痛。肿块较大时可出现皮肤变色，皮温增高，或可见静脉充盈。

滑膜肉瘤恶性程度较高。病程急、症状重者往往在早期即发生局部淋巴结或肺转移，因此，拟诊滑膜肉瘤的患者术中均应做快速冷冻病理切片检查，证实为本病后应行截肢术或关节离断术。生长缓慢、临床症状轻微者常易被误诊为其他良性肿瘤而行单纯的局部切除，一旦病理报告为滑膜肉瘤时，应及时扩大切除范围，同时行区域性淋巴结清扫术。滑膜肉瘤术后应辅以药物治疗或放疗，防止复发及转移。该肿瘤可经血运转移到肺，也可经淋巴系统转移到区域淋巴结。有资料报道，总治愈率为40%～50%。

22. 骨转移癌　骨转移癌多数发生于躯干骨，其次是股骨和肢骨近端，发生于膝、肘关节远端者少见。在躯干骨中以脊柱最为常见，依次是胸椎、颈椎、腰椎。

骨转移癌发生部位往往与原发癌有关，如乳腺癌常转移到胸骨，甲状腺癌常转移到颈椎、颅骨，宫颈癌及前列腺癌常转移到骨盆、腰椎，肺癌则常转移到肋骨等处。临床上常遇到原发癌病灶很小，且没有临床症状，而骨转移癌是首发症状。这些症状与原发恶性骨肿瘤相似，常易被误诊为骨的原发性肿瘤。临床常查出原发癌所在部位的有：肾癌、肝癌、乳腺癌、甲状腺癌、肺癌、前列腺癌，其次是消化道肿瘤、鼻咽癌及宫颈癌。据：Necropsy研究提示，在最常见的骨转移的肿瘤中乳腺癌占73%、前列腺癌占68%、肺癌占36%、宫颈癌占50%、甲状腺癌占42%、膀胱癌占40%。

局部疼痛与压痛是首发症状。疼痛有轻有重，夜间为甚。深部的骨转移癌初期往往不易发现肿块，仅以疼痛及功能障碍为主要症状，因此对持续性疼痛而对症治疗无效者应引起重视，须定期随访，且在此情况下X线检查是必不可少的。位于浅表的骨转移癌，疼痛与肿胀往往同时出现，局部可扪及边界不清、质硬、不被推动的肿块。

骨转移癌可以是单发的，也可以是多发的。多发性骨转移又有两种不同形式，一是广泛散发于多数骨内，二是连续侵犯邻近几个骨。

由于约有半数骨转移癌伴有肺转移，因此胸部X线检查对诊断、治疗都有重要意义。

骨转移癌的治疗以化疗为主，可选择对原发癌有效的化疗药物及中药；原发肿瘤不明者则采用一般化疗药物。

四、骨肿瘤的临床表现

临床主要表现为肿胀、肿块、功能障碍、疼痛与压痛，是骨肿瘤诊断的重要线索。骨肿瘤的诊断必须是临床、放射影像学和病理学三种手段的有机结合。

五、骨肿瘤的影像学检查

正、侧位X线平片是不可缺少的诊断手段之一。CT检查可提供病损的横断面影像，可确定骨瘤以及软组织病变的范围。磁共振（MRI）能清楚地反映软组织的累及范围。

1. 骨样骨瘤的X线表现为一透明区，周围骨组织一般均有反应性骨质硬化，尤其在皮质骨者更为明显。

2. 骨母细胞瘤的X线表现亦无广泛骨质硬化，而瘤体直径均超过1.0cm，故又名“巨大骨样骨瘤”，可因肿瘤的钙化或骨化程度而呈各种透明阴影，甚至密度增深阴影。一般肿瘤与周围骨组织分界清晰，两者之间常有明显骨质硬化。在骨皮质时皮质常变薄并有一层骨膜新生骨。

3．骨肉瘤的影像学检查　不少影像学专家在寻求较理想的检查方法，试图能充分显示以软组织肿块为主要表现的肿瘤的某些特征，遗憾的是包括B超、CT、MRI和血管造影检查等均未能取得满意效果。CT、MRI可确定肿瘤的范围，但未能确定其良、恶性；血管造影虽有一定帮助，但也无确定性价值；普通X线片仅能作诊断的参考。因此，最终的定性仍有待于病理学检查。

4．滑膜肉瘤的影像学检查　本病是恶性肿瘤中误诊率较高者之一。不少影像学专家在寻求较理想的检查方法，试图能充分显示以软组织肿块为主要表现的肿瘤的某些特征，遗憾的是包括B超、CT、MRI和血管造影检查等均未能取得满意效果。CT、MRI可确定肿瘤的范围，但未能确定其良、恶性；血管造影虽有一定帮助，但也无确定性价值；普通X线片仅能作诊断的参考。因此，最终的定性仍有待于病理学检查。

5．软骨母细胞瘤的X线表现　长骨肿瘤位于骨干前端或骨端。体积大小不等，可分为小型和大型两种病变。小型为2cm直径以下的圆形或椭圆形溶骨区，边界清楚，或以硬化骨为界；溶骨区内有模糊、棉絮状钙化影。大型较广泛的溶骨阴影侵占整个或大部骨端，其间有棉絮状钙化阴影。肿瘤较大时，骨皮质膨胀变薄，可向骨外突起，偶见轻度骨膜反应。可合并病理性骨折。

6．骨巨细胞瘤的X线表现为骨端局限性的、偏心性的均匀一致的溶骨破坏，无骨化和钙化，当肿瘤膨胀性生长超过一侧或两侧骨皮质时，由于肿瘤表面骨膜血管分布形状不同，反应骨表现也有不同。X线摄片表现为蜂窝状、肥皂泡沫状、囊性等变化，此时肿瘤与骨皮质界限尚能清楚显示。若肿瘤生长速度快，血供丰富，肢体废用时间长，则肿瘤与皮质骨界限将不清楚。肿瘤穿越骨皮质，可形成软组织肿块。若界限不清，则说明肿瘤向软组织浸润生长。这种现象只适用于长骨，在扁平骨无这些典型X线改变。

7．脊索瘤的影像学检查在大多数病例中，普通X线平片就可以显示脊索瘤的基本征象。在骶尾部脊索瘤主要表现为骨膨胀，边缘变形，肿瘤呈溶骨性破坏；骨内正常结构消失，不见钙化或骨化，呈磨砂玻璃样阴影。骨病灶周围可见大而边缘清楚的软组织阴影，阴影内具有散在的致密点。椎体上脊索瘤主要表现为椎体溶骨性改变，破坏严重时可有椎体压缩，但椎间隙往往正常。有时伴椎旁软组织阴影。颅内鞍背侧斜坡脊索瘤主要表现为蝶骨破坏，常侵入鼻咽，甚至到筛骨区域。肿瘤组织常有钙化小结。CT和MRI检查均有助于了解脊索瘤病变部位、范围和脏器或神经受压情况。尤其CT能详细鉴别在X线平片上还没有出现的钙化碎片，有助于脊索瘤的诊断和制定手术方案。

六、骨肿瘤的病理学诊断

病理学诊断是确诊肿瘤的检查方法。

1．骨样骨瘤的病理学检查　肿瘤呈圆形或椭圆形，体积较小，一般直径在1cm左右；周围骨组织有反应性增生硬化，肿瘤在其中被称为核心。肿瘤呈红棕色，间或夹杂有黄色或白色沙砾样斑点。镜检为血管丰富的成骨性结缔组织及不同比例的骨样组织与新生骨。

2．滑膜肉瘤的病理学检查　大体上滑膜肉瘤无完整包膜，切面为鱼肉色或灰白色，质脆，可见黏液变性，有时还可见出血坏死区。镜检示肿瘤细胞具有向上皮样细胞及间质细胞双向分化功能。向上皮样分化的细胞多呈柱状、立方形或多角形，分布于类似腺体的腺腔内；向间质分化的细胞呈梭形，细胞间可见少量胶原纤维形成，排列成束状及漩涡状如纤维肉瘤。肺瘤内常见纤维化、玻璃样变及软骨和骨化生等。滑膜肉瘤可分为以上皮样成分为主的上皮样型，以纤维成分为主的纤维型及两者数量相近的混合型。此外，有人提出，在电镜和免疫组织化学观察中发现上皮和间叶组织特点的同时存在是该肿瘤诊断的有效指标。

3．软骨母细胞瘤的病理学检查　肿瘤体积一般较小，少数较大者直径可达7cm左右；呈灰白色或灰红色质脆的肉芽样组织，易出血、软化和囊性变，常见散在沙砾样钙化。肿瘤边界清楚，与骨髓相连，残存骨被挤压移位。显微镜下见肿瘤细胞很丰富，主要成分是软骨母细胞和少量间质。软骨母细胞中等大小，呈多边形，排列致密；胞质丰富，可含空泡；细胞核大且深染，圆形或椭圆形，有的呈梭形或肾形，位于细胞中央，偶见核分裂。瘤细胞之间软骨基质量不多，但很浓厚。有的部位软骨基质可见钙化。肿瘤细胞可有肿大、变性、坏死，其核可消失，仅留下细胞的轮廓，呈现特殊的钙化窗格样结构。在软骨母细胞间及出血区附近，可见多核巨细胞。

4．骨巨细胞瘤的病理和分级　骨巨细胞瘤虽称之“巨细胞”，但主要是由单核基质细胞和多核巨细胞两种细胞成分所构成。单核基质细胞分成吞噬细胞和成纤维细胞。成纤维细胞呈梭形，极少形成骨和软骨，主要向成纤维细胞分化，是骨巨细胞瘤的肿瘤细胞；体外培养能分裂增殖、传代，异体接种可以致瘤。说明基质细胞本身是包含骨巨细胞瘤的瘤组织成分。而多核巨细胞是机体免疫系统对肿瘤组织产生反应的表现。骨巨细胞瘤的发病率在我国是较高的，仅次于骨软骨瘤。好发年龄为20～40岁，年轻发病者较少，但个别报道也有婴幼儿发生者。好发部位为长骨骨端，多见于肱骨上端、股骨下端、尺骨与股骨远端、股骨近端等松质骨内，少数发生于椎体、扁平骨或短骨，个别发生于长骨干上。早期症状为疼痛，继之局部肿胀。随着肿块增大，局部皮肤温度增高，静脉充盈，皮肤发亮。生长速度慢的形成乒乓球样感觉的骨壳，出血、坏死，迅速增大的有囊性感或搏动。约1／3的患者出现病理性骨折，此时疼痛加剧。

5．脊索瘤的病理学检查　大体观察肿瘤大小不一，色暗红，表面可呈结节或分叶状。切面灰白色，有大小不等的空腔，内含黏液样物质。体积较大肿瘤常有坏死出血和囊肿形成。肿瘤钙化越多，质地越硬，恶性程度越高；黏液越多，肿瘤质地越软，良性可能性就较大。镜下脊索瘤的组织形态变化较多。其过程与脊索组织在胚胎时期由增生至退化相似。柱形细胞和特有的含空泡状细胞的出现有助于脊索瘤的诊断。分化较差的，瘤细胞排列紧密，细胞体积较小，边缘清晰，细胞内外的黏液成分较少。分化较好的，细胞排列稀疏，体积较大，呈梭形或多边形，排列成片或融合成合体细胞。

七、骨肿瘤的实验室诊断

循环血的生化及免疫测定，也是骨肿瘤不可忽视的重要辅助诊断手段，检测骨肿瘤的传统生化指标包括：血液钙、磷、总碱性磷酸酶（TALP）和碱性磷酸酶等，这些指标敏感度很高，但特异性很差。除此之外，反映骨形成的生化指标有：骨型碱性磷酸酶（BALP）、骨钙素／γ-羧基谷氨酸蛋白（OC／BGP）、I型前胶原羧基端前肽（PICP）、I型前胶原氨基端前肽(PINP)等。反映骨吸收的生化指标有：I型胶原吡啶交联终肽(ICTP)、吡啶(Pyr)、脱氧吡啶（I）IPyr）、I型胶原氨基酸肽（NTX）、I型胶原羧基肽（CTX）等。

随着分子生物学的研究进展，有研究资料报道了成骨细胞系mRNA。骨细胞是从骨组织分离出来并经培养获得的，成骨细胞系mRNA是成骨细胞特异性基因的表达，属于基因水平的监测，在成骨细胞的增殖与分化过程的三个阶段基因表达时限与量均不同。这些成骨细胞系mRNA能进一步合成特异性细胞外基质蛋白，如碱性磷酸酶、骨钙素等，这些蛋白再被装配到细胞外基质中参与骨的钙化过程，并且用于形成非胶原的骨基质蛋白的这些基因表达水平的量与骨组织的钙化程度呈正相关。

骨转移癌患者常有贫血，血红蛋白下降，红细胞减少，血沉增快。广泛骨破坏时常可见碱性磷酸酶升高；前列腺癌骨转移者血中酸性磷酸酶升高。患者血钙、血磷一般正常，尿中儿茶酚胺测定有助于成神经细胞瘤的诊断。

很多文献报道了在血液和尿液中的某些生化指标在恶性肿瘤骨转移时升高，在血清中BALP、ICTP和尿液DYD、DPD、NTX的检测对转移性骨肿瘤的诊断检测具有一定的敏感度。另有文献报道，在血清中BALP、ICTP、PICP、OC和尿液DYD、DPD、NTX、CTX中，除OC外其他检测指标在骨转移组与没有骨转移组均有明显的显著差异，而且提示血清：BALP和尿液F-D-Pyr是区别有无骨转移的最佳指标。

在血清BALP、ICTP、PICP、OC和尿液DYD、DPD这些指标中，除OC外其他指标在骨转移组与没有骨转移组均有显著差异，而且血清ICTP是区别乳腺癌有无骨转移的最好指标。Ebert W等研究了原发性肺癌患者骨转移血清TALP、BALP、PINP、PICP、ICTP、TRAP5b和尿液PYD、DPD、CTX的检测有意义，在肺癌有骨转移时血液TALP、BALP、PINP、ICTP和尿液PYD、DPD的检测有意义，且BALP的敏感性和诊断的有效性最佳。血清学指标BALP和ICTP应是确定恶性肿瘤骨转移的理想指标。有文献报道骨扫描阴性的癌症患者中，尿液DYD、DPD、NTX的检测高于参考值上限，提示患者可能有早期的微小骨转移，生化指标的异常升高提示骨转移。前列腺骨转移的特异性为100%时其敏感度为88%。当PSA与BALP联合检测骨转移时，相同特异性时敏感度能提高到96%。

（一）骨形成指标检测

1. 骨性碱性磷酸酶（BALP）　是ALP的同工酶之一，它可在成骨过程中水解多种磷酸酯，为羟磷灰石的沉积提供所需的磷酸，同时水解焦磷酸盐，解除其对骨盐形成的抑制作用，利于成骨。BALP是成骨细胞的一种细胞外酶，为糖蛋白，分子量为12 000，在多糖肌醇磷酸特异性水解酶的作用下，能将BALP释放到血循环中。从儿童期到青春期，BALP占血清总ALP的77%～87%，正常成人约占50%，血清中的半衰期为1～2d，稳定而且没有昼夜变化的影响。随着其监测方法的灵敏度和特异性的提高，该标志物愈来愈受到重视，有人认为其在反映成骨细胞活性和骨形成上甚至优于骨钙素。

BALP有以下优点：作为骨形成的标志物BALP没有明显的日内变化。通常使用的骨形成标志物之一的骨钙素／γ-羧基谷氨酸蛋白（OC／BGP）有明显的体内变化；血清BALP与血清骨钙素／γ-羧基谷氨酸蛋白（OC／BGP）、I型前胶原羧基端前肽（PICP）有显著的正相关关系；BALP的活性在冻融及长期冷冻保存的情况下几乎不降低；从1982年BALP被研究得最广泛，而且已经在国外的临床上开始应用。

BALP出现在骨基质成熟期，是骨形成中期指标，是成骨细胞膜上的一种蛋白，在骨形成及骨钙化过程中起很重要的作用。骨钙化时，BALP分解有机磷化合物，产生无机磷酸盐离子，再和钙离子形成羟磷灰石，然后通过与骨钙素结合，黏附于胶原之间，至此被钙化的成骨细胞转变为骨细胞，完成骨化过程。当成骨细胞变为骨细胞时，此酶的活性逐渐下降。BALP升高常是骨钙化作用减弱并停留在成骨细胞阶段的标志。BALP在血中的浓度能反映骨形成的速率，被认为是反映骨形成的一个很好的指标。但它释放到血液循环中的机制及其确切功能至今不清楚。

BALP在临床应用时还可以用于监测药物的疗效，乳腺癌骨转移患者进行CAF治疗时，血清ICTP在骨有进行改变组明显升高。在激素治疗时除PICP、OC外明显增高，其中BALP和ICTP是最有效的监测指标。骨折患者在恢复期的高峰血清BALP的活性轻度升高，而骨肉瘤患者的血清BALP的活性均值约为700U／L。

2．骨钙素（：BGP）是含49个氨基酸、分子量为5 669的小蛋白，为骨骼中含量最高的非胶原蛋白，占总蛋白的1%。这种钙结合蛋白是在骨形成过程中由成骨细胞合成的，成骨细胞合成的骨钙素大部分结合在骨中，小部分约20%释放入血液循环，血清骨钙素水平与成骨细胞合成的骨钙素呈正相关，因此血清骨钙素可作为反映成骨细胞功能活性的分子标志物。BGP由成骨细胞分泌，受1，25(OH)2D3调节，具有骨代谢调节激素作用。大部分与羟磷灰石中的钙离子结合，沉积在骨组织细胞外基质，10%～30%被释放入血，循环中的骨钙素半寿期仅5min左右，经肾排出。其主要功能是维持骨的正常钙化速率，抑制异常羟磷灰石结晶的形成。通过BGP的测定可以了解成骨细胞的动态，是骨更新的敏感指标。骨更新率上升的疾病如甲状旁腺功能亢进、畸形性骨炎等，血清BGP上升。骨钙素（OC／BGP）出现于骨基质钙化期，是骨形成末期指标。骨钙素中17、21和24位为三个特殊的谷氨酰基，可被依赖维生素K的γ-羧化酶转换为γ羧基谷氨酰，这种独特的羧化氨基酸能结合钙离子，在血液凝固、钙转运、沉积以及维持内环境平衡中起重要作用。

3．血清I型前胶原羧基端前肽（PICP）　是工型前胶原肽链分子羧基端（C一端）的延伸肽，当I型前胶原分子由成骨细胞分泌出来后，由特异性酶将此延伸肽切下，故可反映胶原的合成状况。此肽又称为前肽。PICP是成骨细胞合成胶原时的中间产物，是反映成骨细胞活动状态的敏感指标。PICP分子量为117 000，是一种三聚体球形糖蛋白，血清半衰期为6～8min，午后浓度最低，午夜达高峰，可被肝细胞清除，除骨组织外，皮肤、心血管、牙齿、肌腱等也能合成，故其评价骨形成的敏感性和特异性低于OC和BALP，但在评价1，25(OH)2D3代谢紊乱和替代治疗的疗效上，则优于OC和BALP。PICP与骨形成呈正相关。畸形性骨炎、骨肿瘤、儿童发育期、妊娠后期PICP升高。

（二）骨吸收指标检测

1．尿羟脯氨酸（HOP）　HOP重要存在于胶原，约占氨基酸总量的13%，由脯氨酸羟化而成。大约10%的羟脯氨酸在胶原分解时被释放从尿排出。排出的羟脯氨酸的90%存在于可透析的小胶原肽段中，10%在不可透析的大胶原肽段中。HOP受饮食影响较大，收集24h尿之前，应进素食2～3d。尿羟脯氨酸对骨更新或骨吸收不特异，不是骨更新或骨吸收的常规标志物。HOP显著升高的有甲状腺功能亢进、甲状旁腺功能亢进、畸形性骨炎、骨转移癌等。甲状腺功能减退、侏儒症HOP显著降低。老年性骨质疏松症HOP变化不显著，绝经后骨质疏松症HOP升高。

2．尿羟赖氨酸糖苷（GHYL）　羟赖氨酸葡萄糖苷和羟赖氨酸半乳糖葡萄糖苷是体内胶原降解产物的两种主要糖苷形式，前者主要存在于骨，后者主要存在于皮肤。破骨时，GHYL释放入血，并从尿中排出，由于这种糖基化的羟赖氨酸不再被重新利用，也不再分解，所以，已成为反映骨吸收的较好的标志物。GHYL较HOP更灵敏，老年性骨质疏松症可能升高。　3．血浆抗酒石酸盐酸性磷酸酶（TRAP）　是酸性磷酸酶的同工酶之一，具有抗酒石酸作用。主要由破骨细胞释放，在骨吸收时，破骨细胞产生并分泌TRAP，TRAP随后进入破骨细胞与骨表面之间的间隙，部分进入血清，故TRAP反映破骨细胞的活性和骨吸收的状况。骨吸收增强时，血清TRAP升高，但易受酶抑制剂的影响。TRAP增高见于甲状旁腺功能亢进、畸形性骨炎、骨转移癌、慢性肾功能不全及绝经后骨质疏松症。老年性骨质疏松症TRAP增高不显著。

4．尿中胶原吡啶交联（Pyr）或I型胶原交联N末端肽（NTX）　是反映骨吸收和骨转移的指标，较HOP更为特异和灵敏，方法简便、快速。甲状旁腺功能亢进、畸形性骨炎、骨转移癌及绝经后骨质疏松症显著升高。老年性骨质疏松症增高不显著。

（三）血清碱性磷酸酶（ALP）检测

ALP催化分解磷酸酯的水解反应，并且有转磷酸基作用。在体外其最适pH在10左右；在体内其天然底物可能是磷酸乙醇胺。ALP存在范围广泛，几乎存在人体所有的组织中，特别是细胞膜上，尤其在小肠上皮细胞、肾小管、骨、肝及胎盘中含量最高。不同组织中

ALP 有不同的分子形式，其生物学功能有可能与小肠中的脂类转运及骨骼的钙化过程有关。不同疾病患者的血清中也可出现 ALP 的不同特征，如肝型、骨型、小肠型、胎盘及肾型。Mg2+、CO_2+、Mn_2+是 ALP 的激活剂，Zn_2+是 ALP 的组成成分。不同的年龄、性别，血清 ALP 活力亦有很大差别。在正常人血清中主要存在骨型和肝型 ALP。

变形性骨炎(Pager 病)患者血清 ALP 检测水平显著升高，一般可达到参考值上限 10～25 倍。成骨细胞癌的患者血清 ALP 也很高。骨软化症时 ALP 水平呈中度升高，维生素 D 缺乏症（佝偻病）患者血清 ALP 检测水平可以升至参考值上限 2～4 倍，这两种疾病经维生素 D 治疗后，ALP 水平呈逐渐下降。Fanconi 综合征、原发性及继发性甲状旁腺功能亢进患者血清 ALP 检测水平呈轻度至中度升高。骨折患者在愈合期 ALP 水平可有暂时性升高。儿童在生长期因生理性骨骼生长，其 ALP 高于正常人 1．5～2．5 倍。骨质疏松症时 ALP 检测水平可正常。

单纯测 ALP 意义不大，不敏感。测同工酶骨 ALP 较敏感，是反映骨代谢指标，破骨或成骨占优势均升高。骨更新率增加的代谢性骨病如畸形骨炎、先天性维生素 D 缺乏病、甲状旁腺功能亢进、骨转移癌及氟骨症等显著升高。

（四）血清钙

钙占人体体重的 1．5%～2．2%，总量达 700～1 400g，分布于细胞内外，其中 99%以上的钙以磷酸钙或碳酸钙的形式存在于骨骼和牙齿中，是细胞内、外钙的最大储备库，而血液中钙的含量不到总钙的 1%，其中约 50%与蛋白质结合，50%呈离子状态能透过毛细血管壁进入组织间液中。正常值 2．1～2．75mmol / L(8．5～11mg / dl)。钙离子的主要生理功能是降低神经肌肉的兴奋性、参与肌肉收缩和神经的冲动传导、维持心肌及其传导系统的兴奋性和节律性、激活酯酶和三磷酸腺苷、参与凝血过程等。甲状旁腺功能亢进、维生素 D 过量血钙增高，维生素 D 缺乏病、软骨病及甲状旁腺功能低下者，血钙下降。老年性骨质疏松症血钙一般在正常范围。（五)血清无机磷　占成人体重的 0.8%～1.2%，总量 400～800g，其中 70%～80%存在于骨组织中，其余大部分构成软骨成分，只有极少部分存在体液中。血液中的磷以有机磷和无机磷两种形式存在。细胞内磷的含量比细胞外丰富，主要以磷酸盐和有机磷酸酯的形式存在。血浆中的磷 3 / 4 为有机磷，1 / 4 为无机磷。血磷主要指血浆(清)中的无机磷，血磷的波动范围相对较大，正常成人血磷为 0．81～1．45mmol / L，婴儿为 1．3～2．3mmol / L，6 个月婴儿可达 2．1mmol / L，此后随年龄增长而下降，15 岁时达成人水平，婴幼儿期血磷增高是由于处于成骨旺盛期，ALP 活性增高所致。成人血清磷水平可有昼夜变化，中午下降，午后增加至半夜达峰值。磷在体内的生理功能主要为参与糖、脂类、氨基酸的代谢、转运，调节酸碱平衡等。血钙和血磷可相互影响，正常人钙磷浓度（mg／dl）的乘积为 35～40，若<35，表示骨骼钙磷的释出增加，骨盐溶解，会引起维生素 D 缺乏症，>40，则表示钙磷的沉积过度。钙、磷代谢在骨钙代谢中占重要位置，两者要保持合适比例，P：Ca＝0．66 较为适宜。只投钙，不投磷，钙吸收不良；投磷过多亦影响钙的吸收。生长激素分泌增加的疾病如巨人症、肢端肥大症血磷上升，甲状旁腺功能低下、维生素 D 中毒、肾功能不全、多发性骨髓瘤及骨折愈合期血磷增高。甲状旁腺功能亢进、维生素 D 缺乏病及软骨病血磷降低。绝经后妇女骨质疏松症血磷上升，可能与雌激素下降、生长激素上升有关。老年性骨质疏松症血磷一般正常。

（六）血清镁

镁是体内主要的阳离子之一，总量为 21～28g，镁是体内重要矿物质，人体 50％的镁存在于骨组织，主要以磷酸镁和碳酸镁的形式吸附在羟磷灰石表面，45％在细胞内液，细胞外液占 5％。肝、肾和肌肉含镁最多，细胞内液中镁的含量仅低于钾，其浓度约为细胞外液的 10 倍。在细胞外液，镁的含量仅次于钠、钙而居第四位。血清镁有三种存在形式：55％以 Mg2+形式存在；30％与血浆蛋白结合；另有 15％与磷酸和枸橼酸结合成不易解离的化合物。正常成人血镁浓度为 0．7～1．0mmol／L。镁的生物学功能主要为与钙竞争结合蛋白质和膜上的结合位点，体内许多酶的催化剂和激活剂，参与细胞呼吸、糖基化、钠和钙的跨膜转换等。肠道对镁的吸收随着年龄增长而减少。低镁可影响维生素 D 活性。甲状旁腺功能亢进、慢性肾脏疾病、原发性醛固酮增多症、绝经后及老年性骨质疏松症血清镁均下降。

（七）尿钙、磷、镁的测定

此测定是研究骨代谢的重要参数。通常测定包括 24h 尿钙、磷、镁，空腹 24h 尿钙、磷、镁及每克肌酐排出的尿钙、磷比值。该项检查受体饮食、季节、日照、药物、疾病等影响因素较多，须严格限定条件再进行测定。老年性骨质疏松症尿钙、磷在正常范围，尿镁略低于正常范围。

第八章　神经外科患者的护理

第一节　蝶鞍区肿瘤摘除术

【概念】

蝶鞍部肿瘤的种类较复杂，按发生部位的差异，分为鞍上、鞍内、鞍旁、鞍前、鞍后及鞍底肿瘤。鞍内肿瘤主要是垂体、腺瘤；鞍上肿瘤主要是脑膜瘤、生殖细胞瘤、颅咽管瘤、上皮样囊肿、视交叉胶质瘤等；鞍前肿瘤主要是鞍蝶骨平台脑膜瘤；鞍底部肿瘤主要是蝶窦肿瘤等。

【临床表现】

鞍区肿瘤根据其生长部位不同而有不同的临床表现。

(1 ）见的症状是不对称视力障碍和视野缺损。

(2 ）同侧性头痛亦较常见，也有颞部或顶部疼痛。

(3)　人出现幻嗅、嗅觉减退或消失。

(4)人出现内分泌障碍，表现为性欲减退。阳萎阳痿阳痿落、肥胖等。

【辅助检查】

头部CT及MR，检查肿瘤所在的位置，查视力、视野同位素检查，蝶鞍部拍片。

【护理要点】

1、术前护理

(1)因患者对病情及手术中的情况不了解，会产生各种顾虑及焦虑而产生消极影响，故应及时细致反复地向病人做好解释工作。

(2)准备：向女性病人询问月经史，术前帮助病人锻炼床上大小便以及去枕平卧位，术前做好青、普皮试，按全麻病人手术前准备。保证患者充足睡眠，保持良好的精神状态，难以入睡的病人可根据医嘱给予乐啶0.4～0.8mg口服，也可饮用一杯热牛奶，保持良好的精神状态。

(3)备皮。

2、术后护理

(1) 医生了解术中情况，大致了解病人及肿瘤性质、部位、大小及失血量。术后6小时按全麻术后护理，去枕平卧。根据医嘱给予吸氧，保持患者呼吸道通畅，观察神志、瞳孔、呼吸、血压的变化。

(2) 用抗生素及止血药物，防止病人术后出血及感染，适量应用激素减轻脑水肿。

(3) 体温、脉搏、呼吸、血压的变化。术后1～2天有吸收热，一般不超过38.5℃，无需作特做特定处理后5～7天是感染的高发阶段。如病人出现持续高热，应及时报告医生，严密观察生命体征及意识状态，有无剧烈头痛、呕吐的发生。

(4) 病人由于麻药副作用，可造成呕吐。向病人及其家属解释并做好示范。呕吐时，使头偏向一侧，以防止误吸。若呕吐物中有血丝，是因为手术时剥离上唇及鼻中隔黏膜血下咽所致。

(5) 持续面罩吸氧，病人全麻用氧可使通气功能改善，提高氧浓度，提高氧饱和度。

(6) 3～4天，鼻腔少许渗液，可用无菌棉棒擦拭，严禁用毛巾、卫生纸，造成感染，更严禁抠鼻，以防止造成脑脊液鼻漏，逆行感染。向病人及其家属做好解释，以取得配合。鼻腔渗液与脑脊液鼻漏鉴别如表9-1所示。若出现脑脊液鼻漏，及时报告医生，持续平卧，出现头痛等低颅压症状时，可静滴生理盐水500ml。

(7) 准确记录出入量，观察病人有无多饮多尿现象。手术中牵拉、损伤垂体柄及垂体后时，可造成抗利尿激素分泌障碍，使尿量增多，严重者甚至尿崩，以不超过200ml/h为宜。如超过应遵医嘱给予双氢抗克尿塞50mg口服，1日3次，效果好，尿量逐渐减少，2日后尿量恢复正常。

双氮克尿塞为利尿剂，大剂量应用具有抗利尿作用，作用机理为增加Na+、cl-的排出，造成负盐平衡，导致血浆渗透压降低，减轻口渴感，减少饮水量，也使细胞外容量减少，导致尿量减少。

若有尿崩，可用尿崩垂体后叶粉25ml，皮下注射，从小剂量开始，逐渐加大剂量，协助医生做好生化检查，以防水、电解质紊乱。

(8) 观察神态、瞳孔、呼吸、血压及体温变化，若有异常，及时报告主管医生。术后3日可有低热，一般不高于38度，为手术吸收热，向病人及其家属做好解释。

(9) 病人鼻腔塞满碘仿纱条。张口呼吸，可在口腔上敷一双层湿纱布，以清洁、湿润空气，平卧4～5天后，拔除碘仿纱条，可正常呼吸。

（10 ）术后6小时禁饮食。6小时后进水，次日进流质，2日后为半流质，3日后改为普食，多食高热量、高蛋白、高维生素食物，以补充营养。

（11 ）注意保暖，预防感冒，保持大便通畅，多食水果、蔬菜等粗纤维食物，便秘时用开塞露1～2支肛注，以防因打喷嚏或陈发阵发性，以及用力排便造成一过性颅内压增高，使蝶窦修补处出现漏口，造成脑脊液鼻漏。

（12）视力、视野异常，术后要与术前对比，观察疗效。

第二节 经口咽入路治疗颅脊交界区腹侧病变

【相关知识】

颅脊界区(cran vertebral junction,CVJ)包括下1）3斜坡、枕大孔，寰椎和枢椎。此部位解剖复杂，病变表现多变，早期诊断和手术均很困难。本文主要阐述经口咽入路治疗颅脊交界区腹侧病变的护理及有关问题。

1、经口咽入路(tranoral-transpharyn-gealappriach，TOA)的优点

（1） 可直（C）J腹侧中部。

（2）处理病变时不牵拉颈延髓、后组颅神经和椎动脉。

（3）术中头过伸而减轻病变对CVJ腹侧压迫和成角畸形，克服后路手术头前屈的危险性。

（4）合理使用抗生素和改进技术使术后并发症大为减少，使TOA不仅用于硬膜外还可用于部分硬膜内病变。

2、适应症：适宜TOA治疗的常见疾病。

(1)CVJ发育性异常和获得性病变。

①颅底陷症 分为原发性和继发性。

②齿突发育畸形 包括齿状突骨、终末骨、齿突体、尖端和整体未发育等，均导致CVJ不稳。

（2）肿瘤：CVJ常见硬膜外肿瘤有脊索瘤、骨瘤、软骨瘤、巨细胞瘤和转移瘤、硬膜内脊索瘤、神经鞘瘤等在腹中线定位明确，有良好分界者可TOA处理。

（3）创伤

①创伤性非骨折病变：包括寰枕关节脱位。急慢性寰枢椎脱位等。

②创伤性骨折性病变：包括齿突骨折，寰椎部骨折性半脱位。寰椎弓骨折及C2、C3半脱位等。

（4）炎症：上颈部尤其是上呼吸道感染，经静脉或淋巴引流至寰齿和寰枢椎间关节，导致局部充血脱钙，韧带松弛撕脱，齿突脱位及齿突肉芽组织增生，均导致腹侧受压、特异性感染，如结核、梅毒，以及非感染习惯炎症，如类风湿性关节炎及退行性变，如强直性柱炎、骨关节炎等，均可造成上述改变。

（5）血管病：多为椎基底动脉结合处，动脉和小脑前下动脉起始部动脉瘤。

3、颅脊交界区病变的临床表现：病情发生多具隐匿性和渐进性，少数是急性发作、高位颈髓损伤，表现从一般的全身无力到严重的四肢瘫痪，体征为生理反射亢进和巴氏征阳性、后颅窝症状多见眼震、吞咽困难、斜方肌萎缩和舌肌萎缩。语言也可出现障碍，还可有急性窒息和睡眠性呼吸障碍，共济失调，强迫体位等；严重时出现颅压增高。椎动脉系统受扭转牵拉和压迫时，可有晕厥、黑蒙、间断发作性意识改变等症状。根性刺激征，典型表现为枕下痛，可放射至头顶和外耳道周围；严重时可出现颈强直、斜颈，还可见全身自主神经功能障碍，如血管括约肌功能失调。

【护理要点】

1、术前护理

（1）心理护理：由于手术难度大，手术途径特殊，尤其术中需要同时做气管切开和留置胃管，多数病人有恐惧感，应向病人讲明手术的必要性和手术前后的注意事项，增强病人战胜疾病的信心，并积极配合治疗与护理。

（2）保持口腔和鼻腔清洁：术前1周开始用漱口水漱口和滴鼻液滴鼻，每日2次。若有口鼻疾患须治愈后方可实施手术。

（3）指导病人练习有效咳嗽，以防术后因怕痛而不敢咳。

（4）术前准备：除一般术前准备外，须剪鼻毛、剃胡须，并根据病情备好下列物品：颅骨牵引器或颈领，胃管和气管切开吸痰用具。

2、术后护理

（1）了解术中情况，严密观察意识、瞳孔、呼吸、血压、脉搏变化，做到及时发现异常及时处理，尤其应注意呼吸变化，包括呼吸的节律、频率、深浅度，并监测血氧饱和度，指导病人做深呼吸。

（2）颈部制动，防止寰枢椎脱位。必要时使用沙袋固定颈部，翻身时头颈胸一条线。

（3）保持呼吸道通畅，按气管切开护理常规护理，吸痰时动作要轻柔，鼓励病人自主咳嗽。痰液黏稠者可行雾化吸入，或气管内滴入生理盐水以稀释痰液。

（4）做好口腔护理，预防咽后壁切口感染，每日强光源照射观察切口愈合情况，若有呕吐反应或胃部不适，应将胃内容物引流出来，以免呕吐物污染切口。

（5）营养支持护理，术后6小时开始鼻饲流质饮食，有少量开始逐渐加量，注意胃液的颜色变化。由于术中出血进入胃内。术后可能会出现咖啡色胃液，应与应激性溃疡相鉴别，注意监测血生化变化，根据具体情况适当补充微量元素及矿物质。

（6）皮肤护理：由于病人感觉异常，用冰袋降温或热水袋取暖需掌握适宜温度，避免冻伤或烫伤，翻身时按摩皮肤受压部位，预防褥疮发生。

（7）保持大便通畅。

（8）术后并发症的护理。

①脑脊液漏：多由于术中硬膜被打开后修补不完善所致。术后若病人烦躁不安，出现不自主的吞咽动作，稀薄痰液突然增多，应考虑脑脊液漏。对出现脑脊液漏者，抬高床头15°～30°，行腰大池外引流，必要时行手术修补术。

②寰枢椎脱位。

③切口愈合不良，感染。

④肺部感染。

⑤口咽部功能障碍，多为切口出血、裂开、舌、腭水肿，咽喉壁塌陷而造成鼻音、鼻反流、吞咽困难。拔胃管前应仔细观察病人的吞咽情况，指导训练病人能正常进食后方可拔胃管。

3、出院指导：指导病人正确使用颈领，强调卧床及站位时应轴位转动，避免头部左右转动及颈部过度屈伸和体力劳动，保障颅颈区稳定性的建立。

第三节　神经外科立体定向术

【概述】

脑部立体定向手术是利用定向仪将操作器械，如脑针、电极、脑组织切割刀、吸引管等通过颅骨钻孔，放到脑深部某然结猛然进行操作，目的是制造一个人工毁坏灶，改变脑功能以减轻或消除疾病症状；或放置电极进行电生理研究；或取出组织进行病理检查；或去除病灶，如清除血肿或肿瘤囊液等、

这种手术包括两个步骤：首先是定出目标结构(靶点在空）的坐标位置，称“定位术”；第二步是按此坐标将操作器械放到靶点进行操作，称“导向术”。

【辅助检查】

术前需行CT或MRI检查，即能准确地定位靶点，又可将靶点周围的脑组织结构清晰地显现出来。

立体定向手术的优点：

1.手术定位精确、可靠，对周围组织损伤小，借助立体定向仪的控制，可准确到达靶点。由于立体定向开颅手术可精确定位，同时又选择脑“非功能区”入路，故一般不会引起新的神经功能缺失。

2.手术侵袭性小，术后并发症少，患者通常在局麻下手术，避免全身麻醉的危险。术中意识清楚能够主动活动肢体，手术者可随时观察并询问其反应，特别当病变位于或邻近脑重要区域时，提高了手术的安全性。

3.手术时间短，术后康复快，住院时间缩短，大多数患者术后4—6小时即可进流食，术后次日就能离床活动，平均住院时间明显低于斌颅手术的患者，住院费用也明显降低、

【护理要点】

1.术前护理

（1）心理护理：由于手术在局麻下进行，局麻的弱点是止痛不完全，另外，在术中病人保持意识清醒，手术要在定向仪的引导下进行，病人会有一定的恐惧感。手术前，要耐心向病人解释手术过程，以征得其积极配合。同时，给以适当的心理疏导，对少数不能配合的病人，如有精神症状的病人，只能采用全麻。

(2) CT 或MRI等检查，以精确定位。

（3）常规术前经化验检查，如血常规、血小板及出凝血时间、胸透、心电图等。

（4）术前颅内压明显增高者，先应用20％甘露醇250ml脱水治疗，在降颅压处理的同时，应用地塞米松10～20mg，以提高机体的应急功能。

（5）对高血压脑出血的病人，术前要适当控制血压。已有呼吸道梗阻者，可先行气

管插管或气管切开，以改善呼吸功能、

（6）术前其他常规准备，如剃头、禁饮食，苯巴比妥钠、阿托品肌肉注射，做青、普皮试，更衣等。

2.术后护理

（1）严密观察意识、瞳孔、呼吸、血压及肢体、活动情况。

（2）对有引流管者，注意保持引流管通畅，观察引流液的颜色、性质和数量。

（3）术后可发生脑水肿，表现为颅内压增高症状，头痛、恶心、呕吐，可用甘露醇脱水治疗。

（4）保持头部敷料干燥，严格无菌操作，应用抗生素，预防颅内感染。

（5）并发症的防治：颅内再出血是术后严重的并发症，可发生在硬膜外、硬膜下、脑实质内和脑室内出血等。术后要严密观察意识及生命体征变化，及早发现再出血。一旦病情变化，应对症治疗并及时复查CT。如血肿形成造成压迫症状时，立即行开颅手术清除血肿。

（6）高血压脑出血的老年人，由于抵抗力低、代偿能力差、动脉硬化等，术后要积极预防肺部感染、消化道出血等并发症，以提高治疗效果。

第九章　颈部外科患者的护理

第一节　甲状腺疾病

一、甲状腺的解剖和生理概要

甲状腺分左右两叶，位于甲状软骨下方气管两旁，中间以峡部连接。峡部有时向上伸出一椎体叶，可与舌骨相连。甲状腺由两层被膜包裹；内层被膜为甲状腺固有膜、很薄，与甲状腺紧密相连，外层被膜又称甲状腺外科被膜，较厚，与内层被膜借疏松的纤维组织连接。两层被膜间的间隙甚狭，在此间隙内有动脉、静脉及甲状旁腺。手术分离甲状腺时，应在此两层被膜之间进行。甲状腺借外层被膜固定于气管和环状软骨上；又借左、右两叶上极内侧的悬韧带悬吊于环状软骨上。因此，在做吞咽动作时，甲状腺亦随之上、下移动。

甲状腺的血液供应非常丰富，主要有来自两侧的甲状腺上动脉和甲状腺下动脉。甲状腺上动脉是颈外动脉的第一支，沿喉侧下行，到达甲状腺上极时，分成前、后分支进入腺体的前、背面。甲状腺下动脉起自锁骨下动脉，呈弓形横过颈总动脉的后方，再分支进入甲状腺的背面。甲状腺上、下动脉之间以及咽喉部、气管、食管的动脉分支之间，均具有广泛的吻合；故在手术中将甲状腺上、下动脉全部结扎，也不会发生甲状腺残留部分及甲状旁腺缺血。甲状腺表面丰富的静脉网汇成上、中、下静脉干；上干伴行甲状腺上动脉，导致颈内静脉；中干常单行，横过颈总动脉的前方，亦导致颈内静脉；下干数目较多，在气管前导致无名静脉。

甲状腺的淋巴汇合流入沿颈内静脉排列的颈深淋巴结。气管前、甲状腺峡上方的淋巴结和气管旁、喉返神经周围的淋巴结也收集来自甲状腺的淋巴。

喉返神经支配声带运动，来自迷走神经，行于气管、食管沟内，上行至甲状腺叶的背面，交错于甲状腺下动脉的分支之间。喉上神经亦起自迷走神经，分内、外两支，内支为感觉支，经甲状舌骨膜进入喉内，分布在喉的黏膜上；外支为运动支，与甲状腺上动脉贴近，下行分布至环甲肌、使声带紧张。因此，手术中处理甲状腺上、下动脉时，应避免损伤喉上及喉返神经。

甲状腺有合成、贮存和分泌甲状腺素的功能。甲状腺素主要包括四碘甲状腺原氨酸（T_4）和三碘甲状腺素原氨酸（T_3）。T_3的量虽远较T_4为少，但T_3与蛋白结合较松，易于分离，且其活性较强而迅速。因此，其生理作用较T_4高4～5倍。

甲状腺激素的合成和分泌过程受下丘脑、通过垂体前叶所分泌的促甲状腺激素（TSH）的调节和控制，而TSH的分泌则受血液中甲状腺激素浓度的影响。当人体内在活动或外部环境发生变化、甲状腺激素的需要量增加时（如寒冷、妊娠期妇女、生长发育期的青少年）或甲状腺激素的合成发生障碍时（如给予抗甲状腺药物）血中甲状腺素的浓度下降，即可刺激垂体前叶，引起促甲状腺激素的分泌增加（反馈作用），而使甲状腺合成和分泌甲状腺素的过程加快；当血中的甲状腺素的浓度增加到一定程度后，它又可反过来抑制促甲状腺激素的分泌（负反馈作用），使甲状腺合成、分泌甲状腺素的速度减慢。通过这种反馈和负反馈作用，维持下丘脑——垂体前叶——甲状腺之间的生理上动态平衡。

甲状腺激素对能量代谢和物质代谢都有显著影响。不但加速一切细胞的氧化率、全面增高人体的代谢，且同时促进蛋白质、碳水化合物和脂肪的分解，并且严重影响体内水的代谢。因此，如果给予人体甲状腺激素，则发生尿氮的排出增加，肝内糖原降低，储存脂肪减少，并同时使氧的消耗或热量的放出增加，同时尿量增多。反之，在甲状腺功能减退时，就引起人体代谢全面降低以及体内水的蓄积，临床上就出现黏液水肿。

二、单纯性甲状腺肿

【病因及病理】

单纯性甲状腺肿的病因可分为三类：①合成甲状腺激素原料（碘）的缺乏；这是引起单纯性甲状腺肿的主要原因，在我国离海较远的山区，如云贵高原和陕西、山西、宁夏等地，由于山区中土壤碘盐被冲洗流失，以致食物及饮水中含碘不足，故得此病者较多，又称为“地方性甲状腺肿”。在缺乏原料“碘”，而甲状腺功能仍需维持正常需要的情况下，垂体前叶促甲状腺激素的分泌就增加，因而促使甲状腺发生代偿性肿大。②甲状腺激素的需要量增加：在青春期、妊娠期、哺乳期和绝经期、身体的代谢旺盛、甲状腺激素的需要量增加，引起长时期的促甲状腺激素的过多分泌，亦能促使甲状腺肿大。这种肿大是一种生理现象，常在成人或妊娠哺乳期后自行缩小。③甲状腺激素生物合成和分泌的障碍，部分单纯性甲状腺肿的发生是由于腺激素生物合成和分泌过程中某一环节的障碍，如甲状腺肿物质中的过氧酸盐、硫氧酸盐、硝酸盐等可妨碍甲状腺摄取无机碘化物：磺胺类药、硫脲类药以及含有硫脲类的蔬菜（萝卜、白菜）能阻止甲状腺激素的合成。由此而引起血中甲状腺激素的减少。因此，也就增强了垂体前叶促甲状腺激素的分泌，促使甲状腺肿大。同样，隐性遗传的先天缺陷如过氧化酶或蛋白水解酶等的缺乏，也能造成甲状腺激素生物合成或分泌障碍，而引起甲状腺肿。

单纯性甲状腺肿最显著的病理改变是滤泡的高度扩张，充满大量胶体，而滤泡壁细胞变为扁平，这显示了甲状腺功能不足的现象。虽然镜下可看到局部的增生状态，表现为由柱状细胞所组成的、突入滤泡腔的乳头状体，但此种增生状态仅为代偿性的。

形态方面，单纯性甲状腺肿可分为弥漫性和结节性两种。前者多见于青春期，扩张的滤泡平均地散在于腺体的各部。而后者，多见于流行区，扩张的滤泡集成一个或数个大小不等的结节，结节周围被有不甚完整的纤维包膜。

结节性甲状腺肿经相当一段时期后，由于血液循环不良，在结节内常发生退行性变，引起囊肿形成（往往并发囊内出血）和局部的纤维化和钙化等。巨大结节长期压迫结节间组织，可使有功能的组织萎缩退化，临床上表现为甲状腺功能减退。结节发展的另一结果，是发生某种程度的自主性，即甲状腺结节分泌甲状腺激素的功能，不再依赖于促甲状腺激素，也不再受服用甲状腺激素的抑制，此时，如用大剂量碘剂治疗，很容易发生继发性甲亢。另外，结节性甲状腺肿还有发生恶变的可能。

【临床表现】

单纯性甲状腺肿一般不呈功能上的改变，故一般无全身症状，基础代谢率正常。早期，双侧甲状腺呈弥漫性肿大，质软，表面光滑无结节，可随吞咽上下移动。逐渐在肿大腺体一侧，也可在两侧，扪及多个（或单个）结节；囊肿样变的结节，可并发囊内出血，结节可在短期内迅速增大。较大的结节性甲状腺肿，可以压迫邻近器官，而引起各种症状。①压迫气管：比较常见，自一侧压迫，气管向他侧移位或变弯曲；自两侧压迫，气管变为扁平。由于气管内腔变窄，呼吸发生困难，尤其胸骨后甲状腺肿更为严重。气管壁长期受压，可以软化，引起窒息。②压迫食管的情况少见。仅胸骨后甲状腺肿可能压迫食管，引起吞咽时不适感，但不会引起梗阻症状。③压迫颈深部大静脉，可引起头颈部血液回流障碍，此种情况多见于位于胸廓上口处的甲状腺肿，特别是胸骨后甲状腺肿。临床出现面部青紫、肿胀，颈部和胸前表浅静脉的明显扩张。④压迫喉返神经，可引起声带麻痹，发生声音嘶哑。压迫颈部交感神经节链，可引起霍纳氏（Horner）综合征。结节性甲状腺肿，可继发甲状腺功能亢进，也可发生恶变。

【治疗】

1．青春发育期或妊娠期的生理性甲状腺肿，可以不给药物治疗，应多食含碘丰富的海带，紫菜等。

2．20岁以前年轻人弥漫性单纯性甲状腺肿者，可给以少量甲状腺素，以抑制垂体前叶促甲状腺激素的分泌。常用剂量为15～30mg，每日两次，口服，3～6个月为一疗程。

3．如有以下情况者，应及时行手术治疗，施行甲状腺大部切除术。

①已发展成结节性甲状腺肿者

②压迫气管、食管、喉返神经或交感神经节而引起临床症状者。

③胸骨后甲状腺肿。

④巨大甲状腺肿，影响工作生活者。

⑤结节性甲状腺肿继发有功能亢进者。

⑥结节性甲状腺肿疑有恶变者。

三、甲状腺功能亢进症的外科治疗

【外科治疗的地位】

甲状腺大部切除术仍然是目前治疗甲亢的一种常用而有效的方法。抗甲状腺药物不能根治甲亢，也不能代替手术。根据统计，单纯以抗甲状腺药物治疗的病例，约有50%不能恢复工作，而经手术治疗的病例，只有5%。因此，如果应用抗甲状腺药物治疗4～5个月后疗效不能巩固者，应考虑手术治疗。

对于手术治疗，除了青少年患者，病情较轻者及伴有其他严重疾患不宜手术者外，均可手术治疗。对于继发性甲亢和高功能腺瘤，应用抗甲状腺药物或^{131}碘治疗的效果都不甚显著，同时还有恶变的可能存在，更宜以手术治疗为主。业已并发有左心扩大，心律失常，甚至发生心律失常者，更应手术，始能治愈。企图完全治愈上述心脏症状，然后再行手术的办法，是本末倒置，反而导致病情恶化。

至于妊娠妇女，鉴于甲状腺功能亢进对妊娠可造成不良影响，引起流产、早产、胎儿宫内死亡、妊娠中毒症等；妊娠又可能加重甲状腺功能亢进。因此，在妊娠早期、中期、即 4～6 个月，仍应考虑手术治疗；到晚期，甲状腺功能亢进与妊娠间的相互影响已不大，则可待分娩后再行手术治疗。

【术前准备及其重要性】

甲亢病人在基础代谢率高亢的情况下，手术危险性很大。因此，充分而完善的术前准备极其重要。

1. 首先要做好病人的思想工作，消除病人的顾虑和恐惧心理。精神紧张、不安和失眠者可给予镇静剂和安眠药。已发生心力衰竭者，应给予洋地黄制剂；伴有心房颤动者，可给予普萘洛尔或奎尼丁治疗。

2. 术前检查：除全面的体格检查外，还应包括：①测定基础代谢率，T_3T_4检查及^{131}碘吸收试验。在有增高的病人须定期复查。②喉镜检查，确定声带功能。③心电图检查，并详细检查心脏有无扩大，杂音或心律不齐等。④有胸骨后甲状腺肿时，应做颈部 X 线摄片，并让患者同时咽下显影剂，以确定气管和食管的受压程度。

3. 药物准备：降低基础代谢率是术前准备的重要环节。①如病人基础代谢率高，可用硫氧嘧啶类药物（甲基或丙硫氧嘧啶、他巴唑等）。此类药物能阻止碘的有机化过程，使氧化碘不能与酪氨酸结合。另外，其本身亦是甲状腺过氧化酶的酶解物，能有效地阻止甲状腺素的合成，并且对甲状腺淋巴细胞有重要免疫作用，由于硫氧嘧啶类药物能使甲状腺肿大和动脉性充血，手术时易发生出血，增加了手术的困难和危险。因此，服用硫氧嘧啶类药物后必须加用碘剂。②在甲亢症状基本控制后，即可改用口服碘液溶液（lugol 氏液），每日 3 次口服，从 3 滴开始，每日每次增加 1 滴，至 16 滴止，维持此量 3～5 日。碘剂对增生状态的甲状腺的作用在于在最初 24～48 小时内阻滞正常碘的有机化环节，阻滞甲状腺球蛋白水解，从而抑制甲状腺素的释放，使滤泡细胞退化，甲状腺血运减少、脆性降低。腺体因此缩小变硬，从而有利于手术切除甲状腺。③对于常规应用碘剂或合并应用抗甲状腺药物不能耐受或不起显著作用的病例，可使用碘剂与普萘洛尔合用术前准备，普萘洛尔使用剂量每 6 小时给药一次，口服、每次 40～60 毫克。普萘洛尔半衰期 3～6 小时。因此，最末一次口服普萘洛尔要在术前 1～2 小时；术前不用阿托品，以免心动过速。术后继服普萘洛尔 4～7 日。普萘洛尔是一种 β 受体阻滞剂，可选择阻滞靶组织的 β 受体对儿茶酚胺的作用，抑制肾上腺素能活力增进，降低周围组织对甲状腺素的效应，使甲亢症状得到改善。普萘洛尔不能抑制甲状腺素释放。

近年来，有人主张完全单用普萘洛尔作甲亢的术前准备。优点是：一方面可缩短术前准备时间，另一方面并不影响甲状腺功能，术后立即能了解甲状腺残留部分的功能状态。但多数学者认为：应用普萘洛尔的适应症仍应限于上述病例，也就是对碘剂不起显著作用的病例，且仍应与碘剂联合应用，完全单用普萘洛尔仅适用于高功能腺瘤病人的术前准备。

【手术时机的选择】

经上述药物准备 2～3 周后。甲亢症状得到基本控制（病人情绪稳定、睡眠好转、体重增加），脉率稳定在每分钟 90 次以下，早、中、晚脉率波动不超过 10 次 / 分，基础代谢率在＋20％以下或 T_3T_4 值在正常范围。腺体缩小变硬，血管杂音减少，便可进行手术。

需要说明，“适当的手术时机”诚然一般以基础代谢率接近正常与否来决定，但亦不完全以此为标准，应同时参考全身情况，尤其是循环系统的改善情况。脉率的降低，脉压的恢复正常等，常是适当手术时机的重要标志。

【甲状腺次全切除术要点】

1. 麻醉：局部麻醉在绝大多数病例效果良好，且可随时了解声带功能，避免喉返神经损伤。如果气管严重受压或较大的胸骨后甲状腺肿，为了保证手术中呼吸道通畅，减轻心脏负担，则应考虑气管内麻醉。

2. 手术操作应轻柔、细致，认真对待每一步骤。①离胸骨上缘两横指处做切口，横断或分开舌骨下诸肌，进入甲状腺外层被膜和固有膜间隙，即可分离出甲状腺体。②充分显露甲状腺腺体。结扎、切断甲状腺上动静脉应紧贴甲状腺上极，以避免损伤喉上神经，如要结扎甲状腺下动脉，要尽量离开腺体背面，靠近颈总动脉结扎甲状腺下动脉主干。这样，不但可避免损伤喉返神经，且使甲状腺下动脉的分支仍与喉部、气管、咽部、食管的动脉分支相互保持吻合，不致影响切除后甲状腺残留部分和甲状旁腺的血液供应。③切除腺体的多少，应根据甲状腺大小和甲亢程度而定，通常需切除腺体的 80～90％，每侧残留腺体以成人拇指末节大小为恰当。腺体切除过少容易引起复发，过多又易发生甲状腺功能减退。另外，必须保留腺体的背面部分，这样既能避免喉返神经损伤，又能避免甲状旁腺的损伤。甲状腺峡部亦需予以切除。④术中要严密止血，对较大血管（如甲状腺上动、静脉，甲状腺中、下静脉）应分别采取双重结扎，以防滑脱出血。切口应置通畅引流 24～48 小时，以便及时引流出渗血，颈部的空间小，少量的积血，亦可压迫气管。

3．加强术后观察和护理，密切注意病人呼吸、体温、脉搏、血压的变化。术后继续服用复方碘化钾溶液，每日 3 次，从 16 滴开始，逐日逐次减少 1 滴。如术前合用普萘洛尔做术前准备，术后继服普萘洛尔 4～7 日。病人应取半卧位，以利呼吸及切口引流。帮助病人排痰，床旁放置气管切开包及手套，以备万一病人窒息时及时做气管切开。

【术后主要并发症】

1．术后呼吸困难和窒息：这是术后最危急的并发症，多发生在术后 48 小时内。常见原因为①切口内出血压迫气管。主要是手术时止血不彻底，或因血管结扎线滑脱引起。②喉头水肿。主要是由于手术操作创伤或气管插管损伤所引起。③术后气管塌陷。是气管壁长期受压，发生软化，术后失去周围组织支撑所引起。

临床表现为进行性呼吸困难、烦躁、发绀以至窒息。如因出血所引起者，尚有颈部肿胀，引流口渗出鲜血等。如发生上述情况，应立即在床旁拆除缝线，敞开伤口，去除血肿；如情况仍无改善，应立即做气管切开，待病人情况好转后，再送手术室做进一步检查处理。

2．喉返神经损伤：主要是手术操作直接损伤引起，如切断、缝扎、挫夹或牵拉过度；少数是由于血肿压迫或疤痕组织牵拉而引起。前者在术中立即出现症状，后者在术后数天才出现症状。如完全切断或缝扎喉返神经，损伤是永久性的，挫夹、牵拉或血肿压迫所致的损伤多为暂时性，经针刺、理疗等治疗后，一般可在 3～6 个月内逐渐恢复。一侧喉返神经损伤所引起的声嘶，可由声带过度地向患侧内收而好转，术后喉镜检查虽仍见患侧声带外展，但病人并无明显声嘶。两侧喉返神经损伤会发生两侧声带的麻痹，引起失音或呼吸困难，需做气管切开。

3．喉上神经损伤：多由于结扎、切断甲状腺上动静脉时，离开腺体上极较远，未加仔细分离，连同周围组织大束结扎所引起。若损伤喉上神经外支，会使环甲肌瘫痪，引起声带松弛，音调降低。分离向上延伸很高的甲状腺上激时，有时可损伤喉上神经的内支，由于喉黏膜的感觉丧失，患者失去喉部的反射性咳嗽，进食时，特别是饮水时，就可引起误咽而呛咳。一般经针刺、理疗等可自行恢复。

4．手足搐搦：手术时甲状旁腺误被一并切除，挫伤或其血液供应受累时，都可引起甲状旁腺功能不足，引起手足搐搦。

症状多在手术后 1～2 日出现。轻者仅有面部或手足的强直感或麻木感，常伴心前区的重压感；重者发生面肌和手足的搐搦（一种带疼痛性的痉挛）。每日可发作数次，每次

10～20 分钟，甚至数小时，严重病例还伴有喉和膈肌痉挛，可引起窒息而死亡。晚期常继发双眼白内障。

在不出现搐搦的间歇期间，神经肌肉的应激性明显增高，如果在耳前叩击面神经、颜面肌肉即发生短促的痉挛（chrostek 征）、如果用力压迫患者的上臂神经，即引起手的搐搦（Trousseau 征）。

血钙多降低血磷则上升，同时尿中的钙、磷排出减少。

治疗：发作时立即静脉推注 10%葡萄糖酸钙或氯化钙 10～20 毫升。口服葡萄糖酸钙或乳酸钙 2～4 克，每日 3～4 次。同时加用维生素 D_2，每日 5 万～10 万单位，以促使其在肠道吸收。最有效的方法是口服二氢谷固醇（AT10）油剂，有提高血钙的特殊作用，从而降低神经、肌肉的应激性。近年，同种导体甲状旁腺移植，亦有疗效，但不持久。

5. 甲状腺危象：发病原因迄今尚未肯定。过去认为：甲状腺危象是手术时过度挤压了甲状腺组织，促使大量甲状腺激素突然进入血液中的结果。但是患者血液中的甲状腺激素含量并不一定高。因此，不能简单地认为甲状腺危象是单纯地由于甲状腺激素在血液中过多的结果。近年来则认为：甲状腺危象是由于肾上腺皮质激素分泌不足引起的，甲亢时肾上腺皮质激素的合成、分泌和分解代谢加速。久之，使肾上腺皮质功能减退，而手术创伤应激诱发危象。同时也由于术前准备不充分，甲亢症状未能很好控制所致。

临床表现多于术后 12～36 小时内发生高热，脉快而弱（每分钟 120 次以上），病人烦躁、谵妄，甚至昏迷，并常有呕吐和水泻。如不积极治疗，患者往往迅速死亡。故危象一旦发生，应及时予以抢救治疗。

治疗措施包括①复方碘溶液 3～5 毫升，口服，紧急时可用 10%碘化钠 5～10 毫升加入 500 毫升 10%葡萄糖液中静脉滴注，以减少甲状腺素的释放。②用β受体阻滞剂或抗交感神经药，常用的有普萘洛尔 5 毫克，加入 5%葡萄糖液 100 毫升静脉滴注，或口服 40～80 毫克，每 6 小时一次。利血平 2 毫克肌肉注射，每 6 小时一次。③氢化可的松，每日 200～400 毫克，分次静脉滴注。④镇静剂：常用苯巴比妥钠 100 毫克或冬眠合剂Ⅱ号半量，肌肉注射，6～8 小时一次。⑤降温：一般配合冬眠药物物理降温，使病人体温尽量保持在 37℃左右。⑥静脉输入大量葡萄糖液并保持水、电解质及酸碱平衡。⑦吸氧，以减轻组织的缺氧。⑧如有心衰者可给予洋地黄制剂，如有肺水肿可给予呋塞米。

6．术后复发：造成术后复发的常见原因是：未切除甲状腺峡部或锥体叶；或切除的腺体不够，致残留的腺体过多，或甲状腺下动脉未予结扎等。复发甲状腺的再次手术常常带来难以估计的困难，而且容易损伤喉返神经和甲状旁腺。因此，对复发的甲亢，一般以非手术治疗为主。

7．甲状腺功能减退：由于腺体切除过多所引起。表现轻重不等的黏液性水肿：皮肤和皮下组织水肿，面部尤甚，按之不留凹痕，皮肤干燥，毛发疏落，患者常感疲乏，性情淡漠，智力较迟钝，动作缓慢，性欲减退。此外，脉率慢、体温低、基础代谢率降低。

治疗：长期服用甲状腺抑制剂或甲状腺素，一般有较好疗效。

第二节　颈部肿瘤

【概述】

颈部的炎症、肿瘤、畸形等均可表现为颈部肿块，临床上甚为多见，其中不少是恶性肿瘤。因此，颈部肿块的鉴别诊断有重要意义。

【颈部解剖分区】

颈部以胸锁乳突肌前缘和斜方肌前缘为界，可分为颈前、颈侧和颈后三个区。颈前区为两侧胸锁乳突肌前缘的部分：以舌骨为界、又分为颌下颏下区和颈前正中区。颈侧区为胸锁乳突肌前缘和斜方肌前缘的部分。又分为胸锁乳突肌区和颈后三角区，颈后三角区又被肩胛舌骨肌分为肩胛舌骨肌斜方肌区和锁骨上窝。颈后区为两侧斜方肌前缘后方部分。

【颈部肿块分类】

按病理性质，颈部肿块可分为：

1．肿瘤

①原发性肿瘤：包括淋巴细胞肉瘤、网状细胞肉瘤、何杰金氏病等。

②转移性恶性肿瘤：原发灶多在口腔、鼻咽部、甲状腺、肺、纵隔、乳房、胃肠道和胰腺等处。

2．炎症

急性、慢性淋巴结炎、淋巴结核、涎腺炎、软组织化脓感染等。

3．先天性畸形

甲状腺舌管囊肿或瘘，胸腺咽管囊肿或瘘、囊状淋巴管瘤、颏下皮样囊肿等。

【颈部肿块的诊断】

1. 病史：要详细询问病史、发病年龄、肿块最初发生部位、发展速度与全身症状等。

2. 体检：主要看肿块的部位、形状、大小、数目、表面颜色、肿块周围血管充盈情况、活动颈部或吞咽对肿块的影响等。检查时应用平坦手指掌面，检查肿块的大小、数目、形状及活动度、硬度、表面是否光滑、有无压痛及波动或震颤感。肿块与周围组织及大血管的关系。恶性肿瘤一般质硬、固定、表面多不光滑，无压痛。炎性肿块有明显压痛并有白细胞增高等现象。动脉瘤有扩张性波动和震颤感，平滑。海绵状血管瘤质软，表面不平呈淡蓝色。囊肿有波动感，平滑，加压不能使其缩小。来自甲状腺的包块或随吞咽上下活动。

颈部肿块，特别是怀疑为转移性癌肿时，应详细检查甲状腺、口腔、鼻咽部。颈部发现多个淋巴结肿大，应检查周身淋巴结及肝、脾等。锁骨上窝淋巴结肿大，应检查肺、乳房、胃肠道、胰腺等脏器。急性炎性肿块应伴有发烧、脉搏增快等全身症状。

3. 化验及X线检查：血象检查对恶性淋巴瘤和炎性肿块的诊断有一定意义，胸部X光片对肺结核、肺癌、纵隔肿瘤的诊断有价值，X线钡餐检查对胃肠肿瘤的发现有帮助。

4. 病理检查：颈部肿块诊断不明，特别是疑为恶性肿瘤时，可切取活组织做病理检查，在切取活组织时，如遇有组织软韧的肿块，应先做诊断性穿刺，观察有无血液流出，以免将血管性肿物切开而导致严重出血。

【常见颈部肿块】

一、甲状舌骨囊肿（瘘）

系未完全退化的甲状腺舌管或上皮所引起。甲状腺舌管在胎儿发育至第三周时出现，其上端在原口腔底部，其下端发生在甲状腺，至胎儿第五周时退化。其上端段留为舌根部盲孔。

甲状腺舌骨囊肿通常位于颈部中线、舌骨下，呈圆形，直径约2－3厘米，表面光滑无压痛。检查时囊肿固定，不能向上及左右推移，但吞咽或伸舌时肿块向上移动为其特征。大而浅表的囊肿透光试验阳性，较小的囊肿可扪到一条索带连接舌骨。在青春期，由于囊内分泌物潴留或并发感染，囊肿可破溃形成瘘管，瘘管可向上延伸，紧贴舌骨前后或穿过舌骨直达盲孔，由瘘口经常排出半透明黏液，经过一段时间后，瘘管可暂时愈合而结痂，不久又因分泌物潴留而破溃，这样时发时愈，在瘘口上方可扪及一条向舌骨方向潜行的索带组织。治疗方法是将囊肿或瘘管全部切除，必须将囊肿或瘘管连同舌骨中段完整切除，并切除舌骨上方与其相邻的肌肉，直达舌根盲孔，方能保证不再复发。

二、囊状水瘤

颈部囊状水瘤来源于颈内静脉和锁骨下静脉汇合处的颈淋巴囊，囊壁由内皮细胞和结缔组织构成，呈多房性，由于输出淋巴管的阻塞，淋巴液不能回流入静脉系统而积潴于淋巴囊内形成水瘤，囊状水瘤具有浸润性，可延伸至邻近间隙组织和器官。颈部囊状水瘤多于新生儿期发现，有时可延至1～2岁方才就诊。临床特征是颈后三角区，锁骨上方有一软的囊性肿块，界限不清，无触痛，透光试验阳性，不易被压痛，皮肤颜色无改变，囊状肿瘤内有出血时，皮肤可呈黄色。治疗方法是手术切除，一般应在出生后1～2月内早期手术，以免囊状水瘤增大而浸润周围组织。如就诊较晚，水瘤较大不能完全切除时，残留部分囊壁须用高浓度碘酒涂擦，以破坏囊壁内膜，倘水瘤侵入纵隔或腋窝一期切除有困难时可分期手术。

三、颈部淋巴结结核

本病初起无疼痛，进行性肿大多颗淋巴结，累及单侧或双侧颈深淋巴结以及腮部、枕骨下、颌下与锁骨上淋巴结群，病期常为1～3月或更长。呈多颗淋巴结肿大、散在性、可推动。随疾病发展可融合成团块、固定、不能推动，最后干酪样坏死，形成脓性脓肿，破溃后形成慢性窦道。胸部X光片可能显示结核病灶。本病全身可采用抗结核疗法，少数局限性可推动，而较大淋巴结，可以手术切除。形成慢性脓肿而未破溃者，可穿刺吸脓并注入抗结核药物，已破溃形成慢性脓性窦道者，可切开刮除并用抗结核药物换药。

四、颈部恶性肿瘤

1．恶性淋巴瘤：（包括淋巴细胞肉瘤、网状细胞肉瘤、何杰金氏病）是原发于淋巴结或淋巴组织的恶性肿瘤。多见于男性青壮年，肿大淋巴结常首先出现于一侧或两侧的颈侧区，散在、稍硬、无压痛、尚活动，以后肿大的淋巴粘连成团，生长迅速，腋窝、腹股沟淋巴结和肝脾肿大，并有不规则的高热。血象检查对诊断虽有一定帮助，但明确诊断往往取决于淋巴结的病理检查。

2．转移性肿瘤：约占颈部恶性肿瘤的3／4，为寻找原发癌①首先问诊可能原发癌的症状，如鼻塞、听力障碍、食物通过不畅、胃肠症状、咳嗽等，再做可能原发灶的确诊性检查。②从转移淋巴结的部位推断原发癌。仅有锁骨上淋巴结转移，原发癌多在锁骨下脏器，应将注意力集中在乳腺、肺、食道、胃肠等脏器。其他颈部淋巴结转移，原发癌绝大多数是由头颈部管腔脏器（如鼻咽、上颌、喉、口腔等）和甲状腺而来，应对以上器官进行仔细检查。③从头颈部癌的好发转移部位推断原发癌。口腔癌淋巴转移多在颌下部与颈上部、下颌角附近。鼻咽癌转移90%以上在颈深上部，下颌角与乳突之间，继之颈中部、颈下部亦可累及。喉癌与下咽部癌多转移至颈动脉分叉处，下达胸锁乳突肌深部，甲状腺癌好转移至其邻近的锁骨上淋巴结以及颈后三角区内。④从病理学诊断推断原发癌。上述方法仍不能确诊者，可行细针穿刺细胞学检查，或淋巴结摘除病理学检查，分化型甲状腺癌，从转移淋巴结的组织学所见多可确诊。鼻咽癌、舌根部癌多为低分化鳞状上皮癌与移行上皮癌。仅锁骨上淋巴结转移，证明为鳞状上皮癌者，多为肺癌、食道癌或子宫颈癌。证明为腺癌者，多为胃、肠癌与胰腺癌。

五、慢性淋巴结炎

常见、多断发于头、面、颈部和炎症病灶。肿大的淋巴结常散见于颈侧区或颌下颏下区，多如绿豆至蚕豆样大小，较扁平，硬度中等，表面光滑，能推动，有轻度压痛或无压痛。慢性淋巴结炎常需与颈部淋巴结核、恶性淋巴瘤、颈部转移性肿瘤进行鉴别，为了避免延误治疗，必要时应切除肿大淋巴结进行病理检查。慢性淋巴结炎本身不需治疗，它的治疗重点在于原发炎症病灶。

第十章 胸部外科患者的护理

第一节 食管癌

【概念】

食管癌是我国较常见的一种恶性肿瘤。男性多于女性，发病年龄多在40岁以上，仅次于胃癌，居第2位。

【病因】

食管癌病因至今尚未明确，大致与下列因素有关：

1、嗜好烈性烟草。

2、长期食物刺激，进食过快，食物过硬、过热，长期饮烈性酒等导致食管粘膜黏膜损伤、炎性增生、癌变。

3、食管的慢性炎症，口腔的慢性感染、龋齿、食管炎、食管瘢痕狭窄、贲门痉挛、食管憩室等。

4、长期进食含亚硝胺量高的食物，以及食物中微量元素钼、铜等的缺乏。

5、遗传因素。

【临床表现】

食管癌早期表现进食时偶有梗阻感或呃逆、咽部干燥紧束感或食管内有异物感。典型症状为进行性吞咽困难，严重者滴水不进并频繁呕吐黏液肿侵犯喉返右经，可发生声音嘶哑；侵入主动脉，可引起大呕血；侵入气管，可形成食管气管瘘，由于进食困难，晚期病人出现消瘦、贫血、营养不良及恶病质。

【辅助检查】

食管吞钡X线检查：早期表现有：①局限性粘黏膜皱襞和中断； ②局限性管壁僵硬；③局限性小的充盈缺损；④小龛影、管腔狭窄和梗阻。

脱落细胞学检查：早期病例阳性率可达90%，简便易行。

食管内镜检查：可直接观察病变部位、范围、形态。

其他：同位素32磷检查有助于癌的早期发现；CT检查可判断病变有无扩展与转移。

【护理要点】

1.术前护理

（1）食管癌病人往往对进行性加重的进食困难、日渐减轻的体重焦虑不安，对所患疾病有部分或较全面的认识，求生的欲望十分强烈；手术前表现紧张、恐惧、担心手术的成功率及今后的生活质量。护士应加强与病人和家属的沟通，了解病人及亲属对疾病和手术的认识程度，了解病人的心理状况，实施耐心的心理疏导。为病人创造安静舒适的环境，保证充足睡眠。

（2）指导病人合理进食高热量、高蛋白、含丰富维生素的流质或半流质饮食。适时补充水电解质，营养状况差的病人，可行静脉高价营养。

（3）口腔卫生：术前积极治疗口腔慢性病灶，保持口腔的清洁卫生。

（4）准备：术前嘱病人严格戒烟、加强排痰，应用抗生素控制呼吸道感染，训练病人有效咳痰和腹式深呼吸。

（5）准备

①术前1周常规应用庆大霉素、灭滴甲硝唑口服。

②术前3日改流质饮食，术前1日禁食。

③术前1日晚予以灭滴甲硝唑0mg、庆大霉素16万u加生理盐水100ml经鼻胃管冲洗食管及胃。

④结肠代食管手术病人：术前3—5日口服肠道抗生素、术前2日进食无渣流质，术前晚清洁灌肠或全肠道灌洗后禁饮、禁食。

⑤术日晨置胃管时，为避免戳穿食管，可置于梗阻部位上端，待手术中直视下再置于胃中。

2.术后护理

（1）手术方式，术中出血情况，输血、补液情况，严密监测生命体征变化，每15—30分钟测量一次，至麻醉清醒。保持呼吸道通畅，注意呼吸状况，妥善固定各导管并保持引流通畅。

（2）观察病人有无焦虑、紧张、恐惧等不良心理反应，病人具体情况，及时给予耐心细致的心理安慰，讲解手术的良好效果，鼓励患者增强信心，积极配合治疗。

（3）气道护理：严密观察呼吸状态、频率和节律，有无缺氧征兆。术后第1日每1—2小时鼓励病人深呼吸，吹气球，促使肺膨胀。对于痰多、咳痰无力的病人，出现呼吸浅快、紫发绀吸音减弱或湿鸣等痰阻现象，应立即行鼻导管深部吸痰，必要时行纤维支气管镜吸痰或气管切开吸痰，气管切开后按护理。

（4）引流管护理

①维持胸腔闭式引流通畅：观察引流液量、性状，并认真记录。若术后2—3日引流液颜色逐渐变淡，量减少，24小时量<50ml，可拔除引流管。拔管后注意伤口有无渗出，有无胸闷、气促，如有异常及时报告医生做出相应处理。

②保持胃管通畅：妥善固定胃管，防止脱出。严密观察引流量、性状、气味并准确记录。若引流出大量鲜血或血性液，病人出现烦躁、血压下降、脉搏增快、尿量减少等，应立即通知医生及时配合处理。经常挤压胃管，致使管腔堵塞。

（5）饮食护理：病人禁食期间持续胃肠减压，给予静脉补充营养，做好口腔护理。停止胃肠减压24小时后，如无呼吸困难、胸内剧痛、患侧呼吸音减弱及高热等吻合口瘘的症状，可开始进食。术后3周如病人无特殊不适可进普食，注意少食多餐，忌食刺激性食物。

（6）食管重建术后护理：保持置入结肠袢内的减压管通畅，观察从减压管内吸出的液体颜色、量及性质，如伴全身中毒症状，应立即通知医生并配合抢救。注意观察腹部体征，保持口腔卫生。

（7）并发症的护理

①吻合口瘘：吻合口瘘多发生在术后5—10日左右，应密切观察病人有无呼吸困难、胸腔积液、全身中毒症状，包括高热、休克、白细胞计数升高，甚至菌血症。若出现上述症状，应立即通知医生并配合处理。嘱病人立即禁食，行胸腔闭式引流；加强抗感染治疗及静脉营养支持；严密观察生命体征，在吻合口瘘愈合之前坚持禁食。

②乳糜胸：多发生在术后2—10日，少数病例可在2—3周出现。病人表现为胸闷、气急、心悸甚至血压下降。应严密观察，如出现上述症状，应通知医生立即置胸腔闭式引流，及时排除胸腔内乳糜液，使肺膨胀；同时采用静脉营养支持治疗。

【健康教育】

1、向病人讲解手术治疗的必要性，必要的术前检查和准备是手术成功的重要保证。

制订出周密的手术计划及治疗、护理计划。

2、禁食的目的：术前禁食是防止因麻醉或术中呕吐而引起吸入性肺炎或窒息；防止术后胃胀满，减轻吻合口张力。

3.饮食指导：少量多餐，由稀到干，食量逐渐增加，避免进刺激性食物，避免进食过快过量及硬质食物。

4.半卧位的意义：防止进食后呕吐，利于肺膨胀，利于引流。

5.深呼吸、咳嗽排痰的意义：利于肺膨胀，预防肺部并发症的发生。

6.保持口腔卫生：术前术后均应保持口腔卫生，避免导致潜在的术后吻合口感染，口腔卫生还可减少口臭，增进食欲。

7.早期活动的意义及注意事项

（1）意义：增加肺通气，利于分泌物排出，减少肺部并发症；促使肠蠕动早期恢复，减少腹胀、增进食欲；促进血循环，减少下肢静脉栓塞；术侧肩关节运动可预防关节强直，失用性萎缩、振奋精神，促进康复。

（2）注意事项：掌握活动量，避免疲劳，保证充分睡眠。术后早期不宜下蹲大小便，以免引起直立性低血压。

8.定期复查，坚持继续治疗。

第二节 肺癌

【概念】

肺癌是临床常见的恶性肿瘤，男女比例为4—8：1，年龄大多在40岁以上。发源于身体其他部位的恶性肿瘤，转移到肺的相当多见。

【病因】

至今尚不完全明确。可能与下列因素有关：

1.吸烟：据统计，多年每日吸烟40支以上者，肺癌发病率比不吸烟者高4-10倍。

2.职业致癌因子：可能与长期接触放射性致癌物质有关。

3.空气污染：可能与大气污染和烟尘中致癌物质含量高有关。

4.电离辐射：大量电离辐射可引起肺癌。

5.人体内在因素：免疫状态、代谢活动、遗传因素、肺部慢性感染等，可能对肺癌的发病有影响。

【临床表现】

肺癌晚期症状表现：①压迫或侵犯膈神经，出现同侧膈麻痹；②压迫或侵犯喉返神经，可引起声音嘶哑；③压迫上腔静脉引起面部、颈部、上肢和胸部静脉曲张，上腔静脉压升高等上腔静脉压迫综合征；④侵犯纵膈隔纵隔迫食管，引起吞咽困难；⑤侵犯胸膜引起血性胸腔积液。

【辅助检查】

1.X线检查：诊断肺癌的一个重要手段。

2.纤维支气管镜可见到病变并进行活检。

3.CT检查：可判断有无肺癌及淋巴结转移。

4.痰细胞学检查：找到癌细胞即可诊断。

5.胸腔积液：查找癌细胞。

6.转移灶活组织检查：可取颈部、锁骨上、腋上淋巴结做活检，以明确诊断。

【护理要点】

1.术前护理

(1) 耐心回答患者提出的问题，做好术前指导，消除患者紧张恐惧心理，以避免情绪过于激动、兴奋而影响呼吸、循环功能。

(2)称体重并记录，以供术中供述体重计算血容量，应用肝素和鱼精蛋白的药物剂量。

(3) 提高机体抵抗力，进食高蛋白、高热量、丰富维生素饮食，必要时输血、输液。

(4)了解患者心、肺、肝、肾功能，并了解患者有无凝血机凝血及能检查凝血酶原时间，术前3天停止服用所有抗凝药物。

(5) 指导患者做深呼吸及腹式呼吸，每日2-3次，每次3-53～5分钟有效咳嗽方法，术前3-5天 予预防性抗生素静滴，以控制肺部感染。

(6) 备好抢救药物及仪器准备，此外，备好鱼精蛋白、肝素、止血药、纤维蛋白原等。

2.术后护理

(1)生命体征的监测：病人手术回监护室，设专人进行护理，及时观察病情变化，监测病人的呼吸、血压、心律、心率，观察微循环及意识状态等。

（2）保持呼吸道通畅，定时观察呼吸并呼唤患者，以免因麻醉药后遗作用，造成呼吸暂停而导致窒息。

（3）协助患者咳嗽排痰，及时清除呼吸道分泌物是预防肺部并发症的主要措施。鼓励患者主动咳嗽，及时辅助排痰，给予拍背，指压环甲膜和环甲膜穿刺及雾化吸入；酌情应用祛痰药物，若无力咳痰者，可采用鼻导管吸痰，纤维支气管镜吸痰，注意按无菌操作进行。

3.胸腔闭式引流的护理：首先要保持胸腔引流管的通畅，准确记录单位时间内引流液的量、颜色及性质。妥善固定胸管，引流管半夹闭。采取半卧位，便于引流。出血过多时，可给予止血药，及时补充新鲜血。

4.补液和进食：应严格掌握输液的量和速度，24小时补液量控制在2000ml内，速度以20-30滴/分为宜，以防止肺水肿及心衰。拔除气管插管后4－6小时，如无禁忌即可饮水，逐渐进食流质、半流质，直至厌食。

5.心理护理：护士应主动为病人做好生活护理，加强与病人沟通，鼓励其讲出焦虑等不良心理反应的原因，及时给予心理疏导，增强战胜疾病的信心。

6.术后联合应用足量、高效广谱抗生素，控制肺部并发症。

【健康教育】

（1）加强营养给予高蛋白、高热量、易消化饮食，以增强机体抵抗力；手术痊愈出院，可适当户外活动，不可到公共场所，以免感冒。

（2）宣传预防保健知识，戒烟戒酒，及时治疗肺部慢性疾病，以免加重肺部感染。

（3）加强肺部功能锻炼，每天做深呼吸、咳嗽以增加肺活量，促进肺膨胀。

（4）远离一切呼吸道刺激物（烟、雾、烟尘与严重的空气污染），以免影响肺功能。

（5）出院后继续坚持肺功能锻炼及肩臂运动，避免过度疲乏。半年内不得从事重体力劳动。

第三节 全肺切除合并上腔静脉置换术

【概念】

肺癌中晚期，癌肿合并淋巴结转移融合成团，包绕压迫上腔静脉或癌肿直接侵犯上腔静脉，出现上腔静脉阻塞综合征(SVS)表现）严重者出现脑静压增高，危及生命。近年来，实施肺癌切除术的同时，行上腔静脉置换术或旁路手术，使症状缓解，改善生活质量，提高生存率。

【病因】

肺癌发生的原因尚不完全明确，但与大量吸烟、空气污染、电磁辐射、职业致癌因子等诱发因素有关；人体内在因素，如免疫状态、代谢活动、遗传因素、肺部慢性炎症也可能对肺癌发病有影响。

【临床表现】

肺癌的临床表现与癌肿部位、大小、是否压迫侵犯邻近器官以及有无转移等有关。早期可有刺激性干咳、痰中带血丝，继而出现发热、胸闷、胸痛、咳嗽加剧。侵犯上腔静脉后，出现呼吸困难、颜面浮肿、颈静脉怒张、口唇紫绀及发绀瘀血、上半身静脉压升高等上腔静脉阻塞综合征表现。

【辅助检查】

1. X线检查：诊断肺癌的重要手段之一。

2. CT检查：可判断有无肺癌及淋巴结转移。

3. 纤维支气管镜 可取活组织进行活检、病理分型。

4. 癌细胞学检查：找到癌细胞即可诊断。

【护理特点】

1. 术前护理

(1) 大多数患者担心手术及麻醉意外的发生，对手术后果难以预料，均表现焦虑、恐惧感，影响休息睡眠。针对不同情况，护士应热情关心，多与患者沟通交流，提供患者医疗护理成功方面的信息，用娴熟的技术赢得患者的信任，树立战胜疾病的信心。

(2) 患者应卧床休息，给予营养丰富的低盐饮食，注意控制钠盐摄入量，以减轻身体上半部水肿。由于患者颈面部肿胀及结膜充血使皮肤抵抗力下降，易受损伤及感染，需加强皮肤粘膜护黏膜与持床保持干净平整，病人按时翻身、活动、皮肤保持清洁干燥。

(3) 患者入院后详细询问疾病史，做好全麻术前准备，了解病人心、肺、肝、肾功能，有无凝血异常，检查凝血酶原时间，准确测量体重，为术中应用麻醉约麻醉药血容脑血容量补液提供依据。

(4) 观察SVCS症状进展情况及监测生命体征变化，SVCS患者均有平卧时气短情况，尤以夜间为重，可取头高足低位，使纵隔下降，胸腔扩大，增加肺通气量，改善呼吸困难，减轻脑缺氧，同时给予低流量吸氧。剧烈咳嗽、呼吸困难及口唇紫绀较发绀，可给氧流量6～8L/min，注意呼吸、心率、血压的变化并作好记做好注意测血压时应以左上肢为准，因上腔静脉血流受阻，静脉压增高，右上肢动脉压也增高。在建立静脉输液通道时，应选择下肢静脉输液，避免加重SVCS症状及静脉炎的发生。

(5)手术前功能锻炼，指导患者学会正确咳嗽、排痰及进行深呼吸锻炼，每日进行锻炼3次，以增加肺活量，改善呼吸循环功能，提高术后咳嗽、排痰、胀肺的效率，预防肺部并发症。

2.术后护理

(1)观察生命体征变化，观察病人呼吸、循环系统等方面的表现，如呼吸节律、深度、肺部呼吸音情况，定时监测动脉血氧分析及经皮测指端血氧饱和度。由于手术创伤大，患者心脏应激性增强，低氧血症使心肌缺血缺氧，易诱发心律失常，因此，应密切观察心律、心率变化，分析异常心电波形并及时处理。护士应掌握动脉血氧分析、水电解质的正常值及意义，了解急性呼吸循环衰竭的早期表现以及时抢救处理。

(2)气管护理：及时清除呼吸道分泌物，保持呼吸道通畅是缓解SVCS症状、预防肺部感染的重要措施。指导患者主动咳嗽与辅助咳痰相结合。主动咳嗽是嘱患者以腹式呼吸为基础，在吸气末时引发咳嗽；辅助咳痰措施有超生雾化声入及声拍背助咳，酌情予以祛痰药。雾化吸入时可给予一定剂量的抗生素及蛋白溶解酶，以消炎祛痰，湿化气管及稀释痰液，协助翻身拍背，使气管内分泌物便于排出。

（3）严密观察并记录SVCS改善情况及严格控制出入量，每小时测量中心静脉压，维持在0.588～0.981Kpa；观察颜面、上半身水肿消退情况，遵医嘱给予利尿药物以缓解体内液体滞留，促进局部水肿消退，减轻心脏前负荷，控制进入量及钠盐摄入量，注意在静脉输液时控制输液速度，避免造成肺水肿及心衰发生，准确计算出入液量并记录。

（4）胸腔引流管的管理及出凝血的观察：患者出血量与一般开胸手术不同，出血量多少与术中止血情况，与残存体内的肝素在一定时间内所发挥作用及术后次日起服用抗凝药有关。因此，保持胸管通畅，及时、准确记录单位时间的引流量及性质，每30分钟挤压1次胸管，观察引流液的浓度，计算累积量，若出血过多，及时输血补液，防止出血性休克。

【健康教育】

SVCS患者行上腔静脉置换术后，口腔静脉压力降低，血流缓慢，且管腔容易受压，易导致血栓形成，使管腔再度闭塞。因此，患者在术后第二天起服用潘生丁25mg，每日2次，复方丹参片3片，每日3次，抗凝半年，并嘱患者定时复查凝血酶原时间，警惕抗凝药物用量，保证抗凝治疗安全有效。

第四节 同种异体胸骨移植术

【概念】

用深低温保存的异体胸骨，置换因病变需要切除的胸骨，以重建胸廓，维持其稳定性、完整性，兼顾美观。

【病因】

原发性继发性胸骨恶性肿瘤，根治性手术治疗造成胸骨整块缺损，故修复胸骨，重建胸壁成为一重大课题。

【临床表现】

胸骨肿瘤在早期多无症状，有些小的肿瘤常在查体时被发现。随着肿瘤的生长增快，常出现局部疼痛、压痛和包块严重者疼痛呈持续性。当肿瘤向胸腔内生长时压迫周围器官可出现咳嗽、胸腔积液等。

【辅助检查】

1.实验室检查：对某些骨肿瘤的诊断有重要意义。如血清碱性磷酸酶升高时，表示肿瘤恶性程度高。

2.X线检查：通过X检查可了解骨质破坏情况，从而判断肿瘤的性质。

3.CT检查：可判断肿瘤部位大小及范围有无转移等，但不能定性诊断。

4.穿刺活检或切取活检，可进一步明确诊断。

【护理要点】

1.同种异体胸骨移植术因需切除病灶胸骨，损伤范围大，又极易损伤胸膜，因此，手术采用气管插管全麻。术后应按全麻后常规护理。

2.切胸骨时往往渗血较多，术后应注意生命体征变化，补充足够的血容量。

3.同种异体胸骨当前最多制备方法是，采用液氮深冻和冻干方法制备。因此，严格要求做好胸骨复温，严格无菌操作和控制水温(40°C)时间较长，故异体胸骨的复温应在手术开始前进行，以免延长手术时间。

4.术后胸骨修复区用沙袋压迫，防止遗留空隙影响愈合。

5.术后胸带固定以保证胸骨稳定性，早期禁止病人扭曲胸部，防止剧烈活动，以避免同种异体胸骨移位。

6.保持胸骨后引流通畅，注意引流液的量和性质，定时30分钟/次挤压引流管，防止堵塞。

7.注意体温变化，异体骨移植的免疫排斥反应或感染(非无胸骨引起或胸)积液均可引起体温升高，要注意观察体温变化，及时发现病情变化，及时处理。

【健康教育】

注意预防保健，防止感冒；胸骨后引流未拔者，注意保持引流部位和引流瓶清洁，每周更换敷料和引流瓶1次；1月后复查，期间复查；1个月后若X线显示骨痂形成愈合良好，可适当做胸部运动。

第十一章　泌尿外科患者的护理

第一节 男性泌尿系统疾病的主要症状和辅助检查

【主要症状】

一、排尿异常

1. 尿频：排尿次数增多而每次尿量减少。正常人排尿次数因年龄、饮水量、气候和个人习惯而不同，一般白天排尿3—5次，夜间0—1次、每次尿量约350—500ml，引起尿频的原因有泌尿生殖道炎症，各种原因引起的膀胱容量减少，下尿路梗阻所致之残余尿使膀胱的有效容积缩小等。精神因素也可以引起尿频。

2. 尿急：有尿意即迫不及待地要排尿而不能自主地控制。多见于下尿路急性炎症。

3. 尿痛：排尿过程中或排尿后感尿道疼痛。程度由烧灼感或刀割样痛不等。亦为炎症表现。

4. 排尿困难：尿不能顺利地排出。表现为排尿延迟、射程短、费力，尿线无力、变细甚至滴尿等，由膀胱以下尿梗阻引起。

5. 尿潴留：尿液潴留在膀胱内不能自主地排出。分为急性与慢性两类，急性尿潴留常由于膀胱颈部以下突然梗阻或腹部会阴部手术后引起，膀胱过度充盈后逼尿肌发生弹性疲劳、暂时失去逼尿功能。 慢性尿潴留由于膀胱出口以下尿路不完全性梗阻或神经源性膀胱所致，起病缓慢，表现为膀胱充盈，排尿困难，可见充溢性尿失禁。

6. 尿失禁：尿液不自主的排出，有的种类型：①真性尿失禁：膀胱失去控尿能力，膀胱空虚。常见原因为尿道括约肌受损，先天性或获得性神经元性疾病。②压力性尿失禁，当腹压突然增加时，尿液不随意地流出。多见于经产妇。(膀胱过度充盈，压力增高，引起尿液不断溢出。见于前列腺增生等原因所致慢性尿潴留。

二、尿液异常

1. 血尿：尿中有血液混合排出。可分为镜下血尿和肉眼血尿。

(1)镜下（尿）通过显微镜见到尿中有红细胞者称为镜下血尿。正常人尿镜检每高倍视野可见到0～2个红细胞，离心后高倍视野红细胞超过2个，即为不正常。尿镜检异常主要检 泌尿检查感染、结石、急性或慢性肾炎等。

（2）肉眼血尿：用肉眼能见到尿中有血色或血块者，称肉眼血尿。100ml尿液中含1m血液呈肉眼血尿。常为泌尿系肿瘤，急性膀胱炎，急性前列腺炎或创伤等引起。根据出血部位及血尿出现阶段不同，肉眼血尿可分为：

①初始血尿：排尿开始时有血尿，以后排尿正常。提示病变在膀胱颈部或尿道。

②终末血尿：排尿到终末时才有血尿，提示病变在膀胱颈部、三角区或后尿道。

③全程血尿：排尿始终都有血尿。提示病变在膀胱或以上部位。

2.脓尿：离心尿每高倍视野白细胞超过3个为脓尿，常为感染。

3.乳糜尿：尿液是乳白色，尿内含有乳糜或淋巴液、蛋白质、脂肪及纤维蛋白原等。

4.晶体尿：在各种因素影响下，尿中有机或无机物质沉淀，结晶，形成晶体尿。有时呈石灰水样，静置后有白色沉淀物。

5.少尿或无尿：24小时尿量少于400ml称少尿；少于100ml称无尿或尿闭。无尿应与尿潴留相区别，无尿是肾脏不能分泌尿液，膀胱是空虚的；尿潴留是膀胱内有尿不能自行排出。

三、尿道分泌物

黄色、黏稠脓性分泌物多系急性淋菌性尿道炎引起，少量无色或白色稀薄分泌物多系支原体，衣原体所致非淋菌性尿道炎。血性分泌物提示尿道癌。

四、疼痛

常见症状。泌尿，男性生殖系器官病变引起的疼痛，一般常在该器官所在部位，有时也沿神经放射到其他部位。

1.肾和输尿管疼痛：肾脏病变所引起的局部疼痛常位于肋脊角，腰部和上腹部，一般为持续性钝痛。肾盂输尿管连接处或输尿管急性完全性梗阻时，可引起肾绞痛，病人疼痛难忍，有时伴有恶心、呕吐。疼痛可放射到下腹部，外阴或大腿内侧。

2.膀胱疼痛：多由于炎症、结石或肿瘤引起，疼痛常位于耻骨上区域，也可在盆腔内，多为持续性胀痛或不适感。

3.前列腺疼：疼痛可在会阴、直肠、腰骶部、耻骨上区及腹股沟处疼痛。

4.睾丸痛：睾丸及附睾病变可引起局部不适，坠胀或疼痛，睾丸扭转或急性附睾丸炎时，可引起阴囊剧烈疼痛。

五、性功能障碍

主要症状有性欲异常，勃起功能障碍，射精功能障碍等，大多数早泄为功能性的。

【实验室检查】

一、尿液检查

1.尿常规检查：选新鲜晨尿中段尿为宜，盛在清洁尿杯内。女性月经期不能留尿液做检查。以免影响检查结果，正常尿液淡黄、透明、呈弱酸性、中性或碱性，比重在1.005～1.030，尿糖阴性。离心沉淀后尿沉渣进行显微镜检查，观察有无白细胞、红细胞、脓细胞、细菌及管型。

2.尿三杯实验：可初步判断镜下血尿和脓尿的来源和病变部位。在尿流连续不断的情况下，取最初10～15ml为第一杯，中间部分为第二杯，排尿最后10ml为第三杯。第一杯尿液异常，提示病变在尿道或膀胱颈部，第三杯尿液异常提示病变在后尿道，膀胱颈或三角区，三杯尿液均异常，提示病变在膀胱或以上部位。

3.尿细菌学检查

(1)Gram染色尿沉渣涂片检查：可初步判断细菌种类。

（2）尿结核菌检查：收集12小时或24小时尿液，尿沉渣经抗酸染色作涂片检查或结核菌培养。

（3）尿细胞学检查：取新鲜尿沉渣涂片检查，阳性结果提示可能有泌尿系肿瘤。用作肿瘤的筛选手段或肿瘤术后的随访。

二、肾功能检查

（1）尿比重测定：是判断肾功能最简便的方法，不大精确、影响尿比重的因素较多，如脱水尿中葡萄糖及蛋白质等大分子物质可使尿比重增高，肾功能受损时，肾浓缩功能减弱，尿比重可以降低。

（2）血肌酐和血尿素氮的测定：肾实质损害超过双侧肾组织重量的2/3时，血肌酐和血尿素氮增高，其增高的程度与病情严重性成正比，故可判断病情和预后。

（3）内生肌酐清除率：接近于用蔗糖测定的肾小球滤过率，此方法较简单，临床比较常用。

（4）分侧肾功能试验：通过ECT检查测得单侧肾小球滤过率和有效肾血流量。

三、流式细胞仪检查

用尿、血、精液、实体肿瘤标本等进行流式细胞仪检查。能快速精确地定量分析细胞大小、形态、DNA含量、细胞表面标志，细胞内抗原和酶活性等。用于泌尿，男性生殖系统肿瘤的早期诊断及预后判断、肾移植急性排斥反应及男性生育力的判断等。

第二节 膀胱损伤

【概念】

膀胱空虚时位于骨盆深处，不易受损伤，膀胱充盈时壁薄，伸展至下腹部，在外力作用下可发生膀胱损伤。

【病因】

1.开放性损伤：由锐器或子弹贯通所致，易形成腹壁尿瘘，膀胱直肠瘘等。

2.闭合性损伤：膀胱充盈时，直接暴力于下腹部或挤压下腹部，可致膀胱损伤。经尿道作膀胱做械检查或治疗，下腹部手术等可致医源性膀胱损伤。

【临床表现】

1.休克：骨盆骨折合并大出血，膀胱破裂致尿外渗或腹膜炎，易发生休克。

2.腹痛：腹膜内破裂时，满腹压痛，反跳痛及肌紧张，并有移动性浊音，膀胱壁损伤仅有下腹部疼痛和少量终末血尿。

3.血尿和排尿困难 膀胱破裂后尿液流入腹腔或膀胱周围，有尿意但不能排尿或排出少量血尿。

4.尿瘘：膀胱破裂与体表、直肠或阴道相通，引起伤口漏尿，膀胱直肠瘘或膀胱阴道瘘。

【辅助检查】

1.导尿试验：膀胱破裂时，导尿管可顺利插入膀胱，仅流出少量血尿。经导尿管注入生理盐水200ml，5分钟后吸出，若液体进出量差异很大，提示膀胱破裂。

2.X线检查：拍摄自导尿管注入造影剂时和排出造影剂后膀胱造影片，若造影剂有外漏，则为膀胱破裂。

【护理要点】

1. 术前护理

（1）密切观察生命体征：每1～2小时测血压、脉搏、呼吸1次，并观察病人全身症状。保持休克病人输血、输液快速通畅，补充血容量，提升血压。

（2）术前准备：血压平稳后，给病人备皮、备血，尽量少搬动病人，以免加重损伤。

（3）心理护理：主动关心、帮助病人、态度和蔼，解释手术的重要性及必要性，取得病人的信任，主动配合手术。

2. 术后护理

（1）体位：麻醉作用消失血压平稳者，可取半卧位，以利于病人引流与呼吸。减少手术切口张力，减轻疼痛。

（2）饮食：应禁食2—3日，待肠蠕动恢复后可进易消化的半流质饮食。

（3）预防感染：注意体温变化，了解血尿白细胞计数变化，及时发现感染征象，加强刀口局部的护理，保持敷料清洁干燥，严格无菌操作，遵医嘱应用广谱抗生素，预防感染的发生。

（4）引流管后护理：引流管应妥善固定，保持引流通畅，翻身活动时避免引流管被拉出，扭曲，引流袋接口脱落，引流管一般手术后3—4天拔除。若发生感染或尿瘘延长拔管时间。

（5）留置尿管的护理：妥善固定，保持引流通畅，每日更换尿袋一次，尿道口每日两次用0.1%新苯扎氯铵棉球擦洗，保持会阴部清洁。嘱病人多饮水，每日2500～3000ml，预防泌尿系感染的发生及尿管堵塞。

（6）心理护理：术后给予病人及家属心理上的支持，解释术后恢复的过程，术后疼痛，胃肠功能不良，各种引流管的放置多为暂时性的，积极配合治疗及护理可加快机体的康复。

【健康教育】

1. 卧床：膀胱损伤的病人需卧床休息一段时间，应适当改变体位和翻身，预防压疮，在床上进行肌肉锻炼，防止肌肉萎缩和深静脉血栓的形成。

2. 引流管：讲明保留各引流管的意义及注意事项，对长期带管者，教会自我护理的方法。

第三节　前列腺增生

【概念】

前列腺增生也称前列腺肥大症，是老年男性常见病。

【病因】

性激素平衡失调是老年前列腺增生的主要原因。

【临床表现】

1. 尿频：为最初症状，夜间较明显。

2. 排尿困难：进行性排尿困难是前列腺增生最重要的症状；发展缓慢。轻度梗阻时排尿迟缓，断续，尿后滴沥。梗阻严重时排尿费力，射程缩短，尿线细而无力，终呈滴沥状。

3. 尿潴肾尿潴留严重时膀胱残余尿增多，长期可导致膀胱收缩无力，发生尿潴留，并可出现充溢性尿失禁。

4. 其他：少数病人晚期可出现肾积水和肾功能不全的表现。

【辅助检查】

B超、尿流动力检查，膀胱镜检查，膀胱残余尿测定等。

【护理要点】

1. 术前护理

(1)充分解病人各方面的情况，给病人做好心理疏导，态度和蔼可亲，使其树立战胜疾病的信心，解除其思想顾虑及恐惧感，前列腺增生大多数是老年人，许多病人体质较差，自理能力差，护士要耐心向病人介绍手术方法的安全性及愈后情况，同时也告诉病人，在治疗过程中出现的一些不适，使病人有良好的思想准备。

(2)对于期卧床的病人，要协助其在床上活动，每2—3小时按摩皮肤受压处，防止发生褥疮和并发症，增加营养，增加机体的抵抗力。

(3)怀疑泌尿系感染的病人，静脉应用抗生素或进行膀胱冲洗。

(4)鼓励人多吃新鲜蔬菜、水果、粗纤维食物，防止便秘。必要时遵医嘱服用促进肠蠕动的药物果导、通便灵或开塞露肛注。

2. 术中护理

接通电源，微机操作开始后，观察病人对治疗的反应。病人局部热感尿意，多数病人可以耐受，向病人解释是正常现象，这种情况多发生在温度逐渐上升阶段。达到治疗温度后可以逐渐缓解。另外，在治疗过程中，由于局部刺激作用，病人有尿频尿急或有便意。

此时，嘱病人不要紧张，不要排便，排尿。有尿时，尿液会通过尿管流入尿袋，让病人尽量减少排尿动作，减少出血现象的发生。

3. 术后护理

(1)观察生命体征：术后严密监测血压、心率，对术前心肺功能不佳及术中出血较多的患者用心电监护仪，观察记录脉搏、呼吸、血压，如有异常，随时通知医生。病情稳定后酌情测量。

(2)观察病人有无排尿不畅和血尿由于前列腺血管丰富，出血一般多在术后24小时内发生，术后遵医嘱持续膀胱冲洗，严密观察引流液的色量。如出现引流液量少于冲洗液量或突然加深为鲜红色，立即通知医生及时处理。防止血凝速血凝MMM尿管。

(3)术后留置尿管，膀胱冲洗极易发生尿路感染，术后常规使用抗生素，保持尿液引流和冲洗系统无菌。妥善固定尿管及引流袋低于膀胱水平，保持尿道口清洁，每日用0.1%的洗必泰氯己定洗尿道口2次。

(4) 术后持续膀胱冲洗的刺激，常常引挛性疼痛，患者烦躁不安，痛苦难忍时，及时通知医生给予处理。应用度杜冷丁哌替啶哚美辛辛痛辛，也可术毕用止痛泵持续止痛，减轻病人的痛苦。

【健康教育】

1. 向病人及家属讲明术后保持大便通畅的重要性。避免用力排便而继发刀口出血，术后3～5天避免灌肠，肛诊，嘱病人多吃新鲜蔬菜和水果。

2. 指导并协助病人翻身，预防褥疮的发生，协助病人拍背，教会病人深呼吸及其有效的咳嗽、咳痰，预防发生坠积性肺炎。

3. 鼓励病人早期下床活动，要有家属协助，防止摔倒发生意外。

4. 持续导尿者，间断夹闭尿管，定时放尿，形成反射性膀胱，锻炼膀胱的功能，避免拔管后不习惯形成尿潴留或尿失禁。

5. 嘱每日饮水2500～3000ml，白天多饮，晚上少饮，以免夜尿增多，影响睡眠。

6. 戒烟酒，增加营养，增强机体抵抗力，有利于早日康复。

第三节 急性尿潴留

【概念】

急性尿潴留是一种常见急症，病人突然发病，膀胱内存有大量尿液而不能自行排出。

【病因】

可分为机械性和动力梗阻性两大类。

1、机械性梗阻：任何导致膀胱颈部及尿道梗阻的病变，如前列腺增生尿狭窄，膀胱尿道结石、异物、肿瘤等，均可引起急性尿潴留。

2、动力性梗阻：膀胱、尿道无器质性梗阻病变，尿潴留排尿功能障碍所致，也可见于高热、昏迷、低血钾或不习惯卧床排尿者。

【临床表现】

发病突然，膀胱胀满但滴尿不出，病人十分痛苦，耻骨上可触及膨胀膀胱。

【护理要点】

1.术前护理

(1)为避免急性尿潴留的发生，嘱病人多吃粗纤维，易消化食物，以防便秘。忌饮酒及辛辣食物。鼓励病人多饮水，勤排尿。

(2)残余尿量多或有尿潴留致肾功能不良者，应留置导尿持续引流，改善膀胱逼尿肌和肾功能。

(3)心理护理：耐心向病人及家属解释各种手术方法的特点，减轻思想压力。

2、术后护理

(1) 老年人多有心血管疾病，加上麻醉及手术刺激可引起血压下降或诱发心脑并发症，应严密观察病人意识状态及生命体征。

(2)平卧1～2天后改半卧位，固定或牵拉气囊导尿管，防止病人坐起或肢体活动时，气囊移位而失去压迫膀胱颈作用，导致出血。

(3)术后6小时无腹胀、恶心呕吐，可进流质饮食，鼓励病人多饮水，1～2日后无腹胀可恢复普通饭。

(4)术后用生理盐水持续膀胱冲洗4～7天。

1.冲洗速度可根据尿色而定，色深冲洗快，色淡冲洗慢。

2.确保冲洗管道通畅，若引流不畅应及时施行高压冲洗抽吸血块，以免造成膀胱充盈，膀胱痉挛加重出血。

3.准确记录冲洗量和排量，尿量=排生量排生产排水量预防感染：病人留置尿管，易发生尿路感染，术后应观察体温和白细胞的变化，若有发热、畏寒等症状，注意保暖，遵医嘱应用抗生素，每日用洗必泰氯己定拭尿道口2次，预防感染。

【健康指导】

1.术后1-2天内避免剧烈活动，如跑步、性生活等，防止继发出血。

2.如有溢尿现象，应指导病人经常锻炼提肛肌，以尽快恢复尿道括约肌的功能，其方法是：吸气时缩肛，呼气时放松肛门扩缩肌。

第十二章　骨外科患者的护理

第一节　石膏护理

【相关知识】

生石膏($CaS_4 \cdot 2H_2O$)加热脱）而成为熟石膏($CaS_4 \cdot H_2O$)，当熟）膏遇到水分时可重新结晶而硬化，利用此特性制造骨科病人昕需病人所模型，以达到固定骨折、制动肢体的目的。

石膏的主要作用：

1. 维持固定，保持肢体的特殊位置。

2. 减轻或消除患肢的负重，以保护患部。

3. 作为患部牵引的辅助措施。

4. 作为骨折、脱位复位、周围神经、血管、肌腱断裂损伤手术修复后的固定。

5. 畸形的预防、矫正治疗。

6. 制做肢体制作膏模型。

【护理要点】

1. 患肢抬高，以利于静脉血液及淋巴液的回流。

2. 注意观察石膏固定肢体的肢端血液循环，如发现皮肤发绀、发冷、肿胀、麻木或疼痛，应及时报告医生，给予处理。

3. 石膏未干时应用手掌托，禁用手捏，以免在石膏上形成凹陷，发生肢体局限性压疮。

4. 随时听取病人主诉，若主诉石膏内的某一点疼痛切不可忽视，应及时检查处理，以免发生局部坏死。

5. 用嗅觉进行观察，如有腐臭味时，说明石膏内有压疮，已形成溃疡、坏死，或石膏内伤口感染，应及时通知医生处理。

6. 石膏里面有伤口的，应观察伤口渗血情况。为明确伤口是否再继续渗血，应在石膏上沿血迹做一标记，并不断观察。有明显继续出血现象，应及时报告医生进行处理。

7. 解除局部压力，可在局部开窗。

8. 鼓励病人做石膏内的肌肉收缩运动，预防肌肉萎缩。病情允许时鼓励病人下床活动。

9. 禁止使用硬物抓挠石膏内皮肤，以防皮肤损伤。

10. 保持石膏的整洁，避免污染，严重污染者应及时更换石膏。

11. 石膏拆除时可做肌肉按摩，并加强功能锻炼。

第二节　牵引护理

【相关知识】

牵引是利用力学中作用力和反作用力的原理，通过重力的牵拉，作用于患肢，缓解骨折和脱位处软组织的紧张和回缩，使骨折或脱位复位，达到治疗的目的。牵引分持续性皮牵引和骨牵引两大类，主要用于颈椎骨折、骨盆骨折、股骨颈骨折、粗隆问骨折隆膝骨干骨股骨颈骨折的胫腓骨骨折等。

【护理要点】

1. 严密观察患肢的血液循环和肢体的活动情况　包括肢端皮肤的颜色、温度、桡动脉或足背动脉的搏动和指(趾)端活　。如肢端皮肤颜色变深、温度下降、动脉搏动减弱、被动活动指(趾)引剧，说明发生了血液循环障碍，应及时查明原因。如包扎过紧、牵引重量过大等需及时处理。

2. 保持有效的牵引　根据病人牵引的部位抬高床头或床尾，以保持牵引力和体重的平衡，防止发生下肢牵引时足部抵住床尾栏杆，或颅骨牵引时头部抵住床头栏杆等情况，使牵引失去作用。保持牵引锤悬空，滑车灵活，牵引绳和患肢长轴平行，牵引绳上不能放置枕头、被子等，以免影响牵引的效果。

3. 牵引时要保持病人处于正确的牵引体位股骨颈骨折和粗隆间骨折牵引时，患肢需保持外展中立位，股骨上段骨折时患肢应尽量外展，胫腓骨下段骨折行跟骨牵引时，可将牵引绳系在牵引弓的外角，使踝关节内翻，以利于骨折复位。

4. 牵引的重量　应根据病情需要调节，不可随意增减重量过小，不利于骨折复位和畸形矫正，重量过大可导致过度牵引，造成骨折不愈合。当牵引病人主诉患肢疼痛时，应分析原因，不能随意减轻牵引重量。

5.骨牵引的病人要保持牵引针孔处的清洁干燥，预防感染牵引处不需盖任何敷料，每日滴70%乙醇两次。如有分泌物和痂皮，应用棉签擦去，防止痂下积脓。注意牵引针有无偏移。如有偏移，用碘酒乙醇消毒后调至对称。

6.预防并发症的发生　长时间卧床的病人应预防坠积性肺炎、压疮、泌尿系感染、便秘等并发症。指导病人经常练习深呼吸，咳嗽。每2小时协助病人改变一次体位，并按摩受压部位。鼓励病人多饮水，多吃粗纤维食物。指导病人每日沿顺时针方向按摩腹部。

7.指导病人进行功能锻炼向病人说明功能锻炼的重要性，指导病人进行肌肉等长收缩活动及关节活动。若病情许可则练习全身性活动，如扩胸，抬起上身等。

第三节　颈椎病护理

【相关知识】

颈椎病多因颈椎间盘退变、老化及继发性改变，刺激压迫神经根、脊髓或影响椎动脉血液供应引起一系列症状体征，是50岁以上人群中的常见病。分神经根型、脊髓型、椎动脉型、交感型和混合型。主要表现为颈肩痛，且疼痛反复发作，疼痛沿神经根支配区放射，颈部活动受限，手指麻木，头晕，恶心，严重者四肢麻木无力，行走困难，发展至四肢瘫痪，大、小便功能障碍。常采用前路或后路颈椎间盘摘除、内固定术。适用于长期非手术治疗无效、脊髓型有明显脊髓受压症状者。

【主要护理问题】

1.疼痛与疾病有关。

2.躯体移动障碍与术后活动受限有关。

3.焦虑与担心术后康复程度有关。

4.呼吸道低效与咳痰无力有关。

5.舒适的改变与术中对咽喉和气管的牵拉导致咽部不适有关。

6.潜在并发症直立性低血压与长期卧床后体位突然改变有关。

【护理要点】

1.保守治疗适应于神经根型、交感型颈椎病。

2.头部牵引用枕颌带坐位或卧位牵引，重量4～6kg，每日1～2次，每次20～30min，连续牵引3个月后休息2周。脊髓型颈椎病不宜牵引治疗，以免加重症状。

3. 理疗、按摩与牵引配合治疗。在牵引后进行。它可以改善局部供血，松弛肌肉痉挛，解除疼痛症状。

4. 局部制动适用于症状较严重者。可以用颈托或支具制动。

5. 药物治疗应用消炎镇痛药及舒筋活血药。

6. 加强颈部活动锻炼疼痛好转后逐渐做颈部各方向活动，以增加颈部肌力。平时注意卧位的姿势和枕头的高度。

7. 与病人建立良好的护患关系，了解患者的心理变化通过讲解手术前后有关康复知识，介绍成功病例，增强患者战胜疾病的信心。

【术前护理】

1. 椎前路手术前7～10日，在护士的指导下进行手术体位和推拉气管的练习。方法：仰卧位，将枕头放置在肩背部，头向后仰，颈部呈过伸位，每日2次，每次15min，逐渐达到每日2h。推拉气管的方法：将手指四指并拢，将气管向左或右推（手术切口在，右侧，气管向左推；切口在左侧，气管向右推），每日1次，每次5～10min。

2. 颈椎后路的病人因手术时采用俯卧位，应练习俯卧位及深呼吸，每日2次，每次30～60min，为手术做好准备。

3. 吸烟的病人要戒烟。因吸烟会刺激气道，使痰量增加，术后易引起肺部并发症。

4. 为了保证手术后颈部的稳定，术前一般给病人做颈托。其材料为聚丙烯，分前后两片，用尼龙搭扣连接。

【术后护理】

1. 手术后返病室，搬动病人要保持脊柱水平位，颈部制动，颈部两侧用沙袋固定。

2. 前路手术的病人可枕薄枕，使颈部呈轻度屈曲位，以防止骨滑脱。后路手术需去枕平卧或枕一薄棉垫。

3. 协助病人有效地排痰。方法：深呼吸后第一下轻咳，然后用力咳，痰液黏稠不易咳出时可做雾化吸入。

4. 由于手术过程中对咽喉和气管的牵拉，术后可出现咽部不适、吞咽和呼吸困难。症状轻的病人一般都能自愈，有喉头水肿的病人可做雾化吸入，每日2～3次。

5. 前路手术术后备气管切开包，注意观察病人的呼吸频率和节律。

6. 翻身时一定要护士协助，保持头、颈和躯干在同一平面，维持颈部相对稳定。

7. 病人在颈部制动的同时应尽早进行四肢功能锻炼。每日数次地进行上肢、下肢和手的小关节活动。

8. 术后卧床3～5日后，佩戴颈托后可下床活动。下床的方法是：先侧身坐起，逐渐将身体移至床旁，双足下垂、适应片刻，无头晕眼花感觉时再站立行走，避免长时间卧床突然站立引起直立性低血压而摔倒。

9. 健康教育：佩戴颈托3个月；睡眠时注意枕头的高度，不可过高。加强上肢、下肢的功能锻炼；术后1个月复查。

第四节　脊柱侧弯护理

【相关知识】

正常人的脊柱从后面看是直的，在枕骨中点至骶骨棘的连线上，如果脊柱向左或右偏离了这条中线，称为脊柱侧弯。常采用脊柱侧弯后路矫形内固定术，脊柱侧弯一期前路松解、后路矫形内固定术。

【主要护理问题】

1. 呼吸道低效与咳痰无力有关。

2. 躯体移动障碍与手术损伤有关。

3. 有皮肤完整性受损的危险与脊柱侧弯畸形及长期卧床有关。

4. 潜在并发症枭脑脊液漏与疾病特点有关。

【术前护理】

1. 功能锻炼让病人做吹大气球（即让病人反复将大气球吹起，时间长短不限，感疲劳时停止）、深呼吸等呼吸训练，增加肺活量，改善肺功能。

2. 指导病人正确有效地咳嗽，以适应手术后的需要先天性脊柱侧弯术前为明确是否有先天性脊髓纵裂，采用脊髓造影检查。造影前向病人讲明检查的目的及注意事项和会出现哪些症状，以取得病人的配合。造影后病人半卧位，多饮水，以利于造影剂的排出。

3. 悬吊牵引治疗以自身的重力作牵引力，牵拉脊柱，增加脊柱的柔软度，利于矫正。方法：嘱病人站立，用牵引托托住其下颌向上牵引。所需重量以足跟离地（脚尖着地）5～

10cm为宜。根据病人的耐受能力决定牵引时间。一般每次15～20min，每日2次。牵引时应有人看护，防止下颌带滑向后方，压迫气管而发生意外。另一种方法是：病人平卧在床上，在采用下颌牵引的同时进行骨盆牵引。这种方法适用于脊柱侧弯前路松解术后，即第2次脊柱后路融合术之前。此时使用牵引时应注意背部凸起的皮肤，可用气圈垫起，并经常打开腹带，观察皮肤，防止压疮。下颌牵引力3.5kg，骨盆牵引力10～12.5kg（根据病人的体重决定牵引的重量）。牵引时床尾抬高。

4.了解病人的双下肢感觉运动有无异常为术后观察病情变化积累原始资料。

【术后护理】

1.观察引流量的颜色、性质及量，如果引流量多且颜色稀薄应考虑是否有硬膜破裂脑脊液漏的可能，应及时停止负压吸引并报告医生，病人采取头低脚高卧位，防止脑脊液外流。

2.观察双下肢的感觉、运动情况，与手术前进行对比，如有异常及时通知医生。

3.前路松解术的病人半卧位，床头抬高30°～40°。

4.保持胸腔引流管的效能，注意胸管的波动，观察并记录引流量。

5.呼吸功能差的病人给予吸氧，并监测血氧浓度。

6.协助病人咳痰时，应轻拍背，用双手轻压伤口处，保护好伤口，避免因咳嗽引起伤口剧烈疼痛，产生呼吸抑制。若痰不易咳出，应用雾化吸入治疗，稀释痰液，湿化呼吸道，利于痰的咳出。

7.轴形翻身，每2h翻身1次。从左45°到平卧，再到右45°翻身，防止脊柱扭转。翻身时注意凸起部位的皮肤，因伤口在凸起的部位，且包裹敷料易出现压伤。可垫气圈，预防压疮的发生。

8.术后第3日拔除尿管，女病人也可使用尿壶解小便。必须使用便盆时，应先让病人侧卧，将软枕垫于病人躯干部，放好便盆，再让病人平卧于软枕上，以保持脊柱的水平位置。

9.术后早期卧床，可做直腿抬高练习，预防神经根水肿。术后12～14日，病人佩戴支具或石膏背心可下地站立，待适应后方可行走。

10.健康教育佩戴支具应3～6个月；如有石膏背心应保持其清洁、干燥，不可用异物抓挠石膏内皮肤，以防损伤皮肤。保持正确的坐姿，禁止提拉重物；3个月或6个月复查一次。

第五节　腰椎间盘突出症护理

【相关知识】

腰椎间盘突出症是椎间盘的髓核突出，压迫神经根出现的腰痛、腿痛等症状。可保守治疗或行腰椎间盘髓核摘除术。

【主要护理问题】

1. 疼痛与疾病有关。

2. 躯体移动障碍与疼痛和疾病有关。

3. 生活自理能力缺陷与疼痛和活动受限有关。

【术前护理】

1. 病人早期采用保守治疗。可以卧硬板床，局部热敷，理疗。急性椎间盘突出的病人严格卧床3周，禁坐起和下床活动。

2. 可采用骨盆牵引治疗。重量为7～10kg，利于髓核的回纳。牵引3周，每日1～2次，每次1～2h。

3. 保守治疗无效并有神经根功能障碍时需手术治疗。

4. 教会病人放松技巧以缓解疼痛，必要时遵医嘱给予止痛药有效控制疼痛。

5. 加强巡视，及时满足病人生活需求。

【术后护理】

1. 术后平卧6h，压迫伤口止血，轴形翻身，防止脊柱扭转。

2. 观察伤口引流同脊柱侧弯术后护理。

3. 观察双下肢的感觉、活动，与术前做对比。

4. 术后1周卧床期间进行直腿抬高锻炼，预防神经根粘连。

5. 指导病人做腰背肌的锻炼。

（1）挺胸病人仰卧，以双肘支起胸部，使背部悬空。

（2）五点支撑法（1周后开始）：病人仰卧，下肢屈膝屈髋，双足放置在床上，双肘支撑体侧，用头、双肘、双足、撑起全身，使背部尽量腾空离床。

（3）三点支撑法（2～3周开始）：让病人双臂置于胸前，用头及足部撑在床上，全身腾空后伸。

（4）背伸法（“小燕飞”，5～6周开始）：病人俯卧，抬起头，胸部离开床面，双上肢向背后伸，双膝伸直，从床上抬起双腿。即身体的两头翘起，双肩后伸，腹部为支点，形如小燕子。

（5）锻炼的方法应根据病人的病情而决定。锻炼的幅度及次数应逐渐增加，在不疲劳无痛苦的情况下进行。

6. 单纯椎间盘切除的病人，术后3日即可下地佩戴支具行走。

7. 经皮穿刺腰椎间盘化学溶解术。用木瓜蛋白酶注射到椎间盘内，用药物的方法使髓核水解，治疗椎间盘突出。适用于单纯一个或两个椎间隙的椎间盘突出，直腿抬高试验及加强直腿抬高试验阳性，无神经源性损害的病人。此手术创伤小，恢复快。术后平卧24h。注意观察病人是否有过敏反应，如皮疹、皮肤发痒等，预防过敏性休克。观察是否有神经根刺激征，术后口服地塞米松3日及抗过敏药物。如病人出现腰臀部疼痛，应考虑为腰肌血肿，通知医生及时处理。如无异常，病人3天即可出院。

8. 健康教育。卧硬板床休息，减少腰部疲劳；行走时要佩戴支具，以防发生意外（如腰扭伤）；进行腰背肌锻炼；佩戴支具3个月；术后1个月门诊复查。半年内不可提重物，不可急弯腰。

第六节　人工股骨头及全髋关节置换术护理

【相关知识】

全髋关节及人工股骨头置换术是采用金属及高分子聚乙烯材料模拟人体的髋关节和股骨头，用以替代严重受损关节的一种功能重建手术，从而使病人恢复髋关节的功能。适用于髋关节骨性关节炎、类风湿性髋关节炎、股骨头坏死、股骨颈骨折等。

【主要护理问题】

1. 疼痛与手术有关。

2. 躯体移动障碍与手术后肌力未恢复有关。

3. 潜在并发症肘关节脱位与病人肌肉力量薄弱，关节束松弛，术后体位不当有关。

4. 潜在并发症血栓与血管壁损伤，血液高凝状态及静脉血流缓慢有关。

【术前护理】

1. 做好卫生宣教讲明功能锻炼的重要性，锻炼股四头肌的肌力，以利于术后更快地恢复其关节功能。

2. 皮肤的准备备皮，包括会阴部皮肤和剪趾甲。

【术后护理】

1. 病人患肢保持外展位，防止髋关节脱臼。

2. 侧方切口时，患肢抬高，保持外展中立位，防止外旋，预防关节脱位。后侧方切口时，患肢平放在床上，两腿之间加一软枕，禁止内收内旋位。为保持肢体的位置可行皮牵引或穿丁字鞋。

3. 翻身时为左右45° 侧翻，禁止将病人侧身至90° 。如果必须侧卧时，两腿之间应加枕头，避免内收内旋位，预防假体脱位。

4. 倾听病人主诉，评估病人伤口疼痛程度、性质、持续时间，教会病人放松技巧，必要时遵医嘱给予止痛药。

5. 术后功能锻炼同膝关节置换术后第1、2日及主动锻炼部分。当下肢肌力达到三级以上时应先让病人在床旁坐，适应后扶床站立。

6. 预防血栓。术后12h开始注射抗凝剂速避凝。注射部位：脐周，注射时应捏起局部皮肤，将针头垂直于皮肤进行注射。因脐周皮下脂肪厚，可以维持药物的血液浓度。

7. 注意患肢的皮温、小腿的周径。如果病人出现疼痛加重，局部红肿，皮肤发热，且与对侧肢体周径不同，应考虑为静脉血栓的可能，及时通知医生，及时处理。

8. 术后2周扶拐下地。根据置换关节的种类决定开始负重的时间（骨水泥型2周，非骨水泥型6～8周）。使用双拐时要小心，练习时应有人在旁边，防止摔倒。

9. 健康教育。不屈曲超过90° ，如屈身捡物、坐沙发等；不内收，如不盘腿坐、侧卧时两腿间夹枕头；不负重，不要提拉重物和过早弃拐行走；扶拐行走6个月；1～2个月门诊复诊。

第七节　人工膝关节置换术护理

【相关知识】

骨性关节炎或类风湿性关节炎等疾病可使病人关节疼痛、肿胀、活动受限、丧失劳动能力。人工全膝关节置换术可以解除病人的疼痛，恢复其关节的功能。

【主要护理问题】

1.疼痛与手术有关。

2.躯体移动障碍与术后无能力活动有关。

3.潜在并发症下肢静脉血栓与静脉血流缓慢，血管壁损伤及血液高凝状态有关。

【术前护理】

1.加强营养，提高机体抵抗力。

2.检查全身有无感染病灶，以确保手术的顺利进行。

3.入院后开始练习股四头肌的肌力。即病人坐在床旁，双膝自然下垂，嘱病人做抬腿动作（或踝关节绑沙袋练习此动作），以加强股四头肌的力量。以病人的耐受力决定锻炼时间的长短。

【术后护理】

1.患肢抬高，屈曲15°。术前有屈曲畸形的病人，膝下不垫枕（膝关节悬空位），将软枕垫在小腿部位，靠自然重力使膝关节伸直，矫正屈曲畸形。

2.术后第1日，疼痛缓解后，指导病人练习踝关节伸屈活动，减轻肿胀。

3.术后第2日，开始练习股四头肌等长收缩。即将腿放在床上，膝部用力下压数5下，再重复。加强大腿的肌肉力量。

4.术后第3日开始被动与主动膝关节练习

（1）被动锻炼将患肢置于膝关节持续性被动锻炼器上，进行屈膝练习。每日2次，每次1h。从0°～30°开始逐渐增加度数，1周之内增至90°。练习时病人应稍有疼痛感。若无疼痛感时应增加练习度数。

（2）主动锻炼病人平卧，做直腿抬高运动。即将健肢放在患肢的足下，协助患肢完成抬腿动作，抬高持续几秒后再放下，反复做，直到患肢能独立抬起。目的是锻炼股四头肌的力量，使病人尽早下地站立。

5.术后第5日，协助病人将双腿移至床旁，小腿下垂，膝关节自然弯曲，靠重力作用练习膝关节屈曲度，等适应后开始练习患肢的伸直、弯曲运动。

6.预防血栓。术后12h开始注射抗凝剂速避凝。注射部位：肚脐周围。注射时应捏起局部皮肤，将针头垂直于皮肤进行注射。因脐周皮下脂肪厚，可以维持药物的血液浓度。

7. 注意患肢的皮温、小腿的周径。如果病人出现疼痛加重，局部红肿，皮肤发热，且与对侧肢体周径不同，应考虑为静脉血栓的可能，及时通知医生，及时处理。

8. 术后7～10日可以下地站立，练习扶物蹲起，12日左右扶拐行走。

9. 倾听病人主诉，评估病人伤口疼痛程度、性质、持续时间，教会病人放松技巧，必要时遵医嘱给予止痛药。

10. 健康教育应使用拐杖或助行器行走3～6个月，避免患肢负重。锻炼膝关节伸屈功能。避免外伤和过度劳累，预防膝关节假体松动和磨损。如发现伤口发炎，局部红、肿、痛、发热，或跌倒挫伤时应及时到医院就诊。术后1个月门诊复查。

第八节　骨髓炎护理

【相关知识】

骨髓炎是骨组织受到细菌侵袭而引起的急性或慢性炎症，最常见的致病菌是金黄色葡萄球菌，感染部位多发生在胫骨和股骨，可保守治疗和手术治疗。

手术为病灶清除术加置管冲洗。方法：在髓腔或关节腔内放置相向平行的两根直径为3～5mm、长70～80cm的硅胶管，一根为人管，一根为出管，接负压吸引，用生理盐水或加入抗生素滴入。将手术清除的坏死组织冲洗干净，清除炎症，促进伤口愈合。

【主要护理问题】

1. 疼痛与疾病有关。

2. 体温过高与疾病有关。

3. 活动无耐力与疾病及疼痛有关。

【术前护理】

1. 加强营养，行此手术的病人多伴有感染的全身症状，如高热、体力消耗、抵抗力下降，所以应给予高蛋白、高维生素饮食。

2. 对症治疗。疼痛时口服止痛药；高热时给予物理降温或药物降温，嘱病人多饮水，严重者给予补液等全身支持治疗，增加抵抗力。

3. 静脉应用抗生素，控制感染。

4. 患肢抬高，有利于静脉回流，减轻肿胀。同时制动，减轻疼痛，预防病理性骨折。

【术后护理】

1. 患肢抬高，保持冲洗管道的畅通。

2. 冲洗液瓶上要有明显的外用标记，避免误以为静脉补液。

3. 记录冲洗的出入量，保持平衡。根据手术刮除髓腔的大小而决定冲洗液量，一般为5 000～10 000ml/天，持续24h冲洗。

4. 严格执行无菌操作，每日更换冲洗管道。

5. 术后24h伤口渗血较多，应较快滴入冲洗液，避免渗血凝固或脱落的坏死组织堵塞管腔。

6. 如有堵塞、漏液应及时排除，通知医生伤口换药，保持局部及病人床单的清洁、干燥。

7. 持续冲洗一般为2～3周，先拔除入管，用负压空吸1～3日后再拔除出管。

8. 炎症消退后，应积极让病人进行关节的主动和被动的功能锻炼。

9. 健康教育。注意加强营养，高蛋白质饮食。注意体温的变化，预防复发。

第九节　上肢骨折护理

【相关知识】

常见的上肢骨折包括锁骨骨折、肱骨骨折、前臂双骨折、桡骨下端骨折等。治疗方法包括手法复位、切开复位、内固定及外固定。常采用上肢骨折闭合或开放复位、内固定或外固定术。

【主要护理问题】

1. 疼痛因创伤所致。

2. 部分生活自理能力缺陷（进食、洗漱如厕等）与骨折造成肢体活动受限有关。

3. 躯体移动障碍与术后患肢肌力未恢复有关。

4. 知识缺乏与缺乏相关的医学护理知识有关。

5. 焦虑与担心手术效果有关。

【术前护理】

1. 心理护理青少年及儿童骨折后，因担心肩部、胸部畸形，影响美观会产生焦虑情绪。

应告知病人愈后效果较好，消除其心理障碍。

2.饮食护理多食高蛋白、高维生素、含钙丰富、刺激性小的食物。

3.患肢抬高利于静脉回流，减轻肿胀。同时制动，减轻疼痛，预防骨折移位。

4.加强巡视及时满足病人生活需求。

【术后护理】

1.固定保持患肢于有效固定位。

2.患肢抬高利于静脉回流，减轻肿胀。

3.密切观察上肢皮肤颜色是否发白或青紫，温度是否降低，是否感觉麻木疼痛，如有上述现象，可能系绷带包扎过紧所致。

4.术后积极功能锻炼，逐步增强肌力功能锻炼值得注意的是应防止两种倾向：①放任自流，不进行锻炼。②过于急躁，活动幅度过大，力量过猛，造成软组织损伤。练习的幅度和运动量以不引起疼痛为宜。

5.复查时间及指征　术后1个月、3个月、6个月需进行X线摄片复查，了解骨折愈合情况。有内固定者，于骨折完全愈合后取出。对于手法复位外固定病人，如出现下列情况须随时复查：骨折处疼痛加剧，患肢麻木疼痛，手指颜色改变，温度低于或高于正常。

第十节　下肢骨折护理

【相关知识】

常见下肢骨折包括股骨颈骨折、股骨转子骨折、髌骨骨折、膝关节半月板损伤、小腿骨折、踝部骨折、跟骨骨折、足骨骨折。下肢因走路和负重，需要高度的稳定性。两下肢应等长，若长度相差2cm以上，就会影响走路，相差愈大，影响愈严重。因此，在治疗下肢骨折时应注意以下特点。

1.对复位的要求要高，轴线对位力争接近正常。因为成角畸形愈大，对关节活动，承重力线和肢体长度影响愈大。

2.固定时间较长。待骨愈合牢固后才开始负重，防止因过早负重发生畸形和再次骨折。

3.因股部肌肉较发达，收缩力强，股骨骨折在手法整复后，用石膏或小夹板固定，不易维持对位，需要持续牵引治疗。常采用下肢骨折闭合或开放复位、内固定或外固定术。

【主要护理问题】

1. 部分生活自理能力缺陷（进食、洗漱、如厕等）与骨折造成患肢活动受限有关。

2. 疼痛与手术创伤有关。

3. 躯体移动障碍与术后患肢肌力未恢复有关。

4. 焦虑与担心手术效果有关。

5. 知识缺乏与缺乏相关的医学护理知识有关。

6. 潜在并发症出血与手术方式，老年人血管脆性增加、凝血功能低下有关。

7. 潜在并发症感染与受伤机制、病人机体抵抗力及高龄有关。

8. 潜在并发症脑血栓形成与静脉血流缓慢，血管壁损伤及血液高凝状态有关。

【术前护理】

1. 心理护理　老年人意外致伤，常常自责，顾虑手术效果，担忧骨折预后，易产生焦虑、恐惧心理。应给予耐心的开导，介绍骨折的特殊性及治疗方法，并给予悉心的照顾予以减轻或消除心理问题。

2. 饮食护理　饮食宜选用高蛋白、高维生素、高钙、粗纤维及果胶成分丰富的食物。品种多样，色、香、味俱全，且易消化，以适合于老年骨折病人。

3. 体位护理　①必须向病人及其家属说明保持正确体位是治疗骨折的重要措施之一，以取得配合。②股骨颈骨折病人需协助维持患肢于外展中立位；患肢置于软枕或布朗架上，行牵引维持之，并穿防旋鞋；忌外旋、内收，以免重复受伤机制而加重骨折移位。在调整牵引、松开皮套检查足跟及内外踝等部位有无压疮时，或去手术室的途中，均应妥善牵拉以固定肢体。

4. 严格备皮切口局部皮肤有炎症、破损需治愈后再手术；配合医生对病人进行全身检查并积极治疗糖尿病及牙龈炎、气管炎等合并症。

5. 加强巡视及时满足病人生活需求。

【术后护理】

1. 体位股骨颈骨折病人行假体置换术后肢体仍为外展中立位，其他下肢手术通常需患肢抬高，利于静脉回流，减轻肿胀。

2.活动时间下肢骨折病人坐起、下地、负重时间均根据各类手术有特殊要求，常需复查X线片，酌情由轻到重负重行走。

3.密切观察病情

（1）出血　行截骨、植骨、人工假体置换术后，由于手术创面大，且需切除部分骨质，老年人血管脆性增加、凝血功能低下，易致切口渗血，应严密观察局部和全身情况。①了解术中情况，尤其是出血量。②术后24h内患肢局部制动，以免加重出血；严密观察切口出血量（尤其是术后6h内），注意切口敷料有无渗血迹象及引流液的颜色、量，确保引流管不受压、不扭曲，以防积血残留在关节内。

（2）切口感染　多发生于术后早期，少数于术后数年发生深部感染，后果严重，甚至需取出置换的假体，因此要高度重视。①术后充分引流：常用负压吸引，其目的在于引流关节内残留的渗血、渗液，以免局部血液淤滞，引起感染。②识别感染迹象：关节置换术后病人体温变化的曲线可呈双峰特征，即在术后1～3日为第1高峰，平均38.0℃；此后体温逐渐下降，术后5日达最低，平均37.0℃；此后体温又逐渐升高，术后8～10日为第2高峰，平均37.5℃。初步认为造成此现象的原因是吸收热（手术伤口的组织分解产物，如血液、组织液、渗出液等被吸收而引起的发热）和异物热（金属假体、骨水泥、聚乙烯等磨损碎屑等异物引起的发热）。当体温出现双峰特征时，给予解释，避免病人焦虑和自己滥用抗生素。

（3）血栓形成　包括肺栓塞、静脉栓塞、动脉栓塞。肺栓塞常发生于人工关节术中或术后24h内，虽然少见，但来势凶猛，是由于手术中髓内压骤升，导致脂肪滴进入静脉所致；静脉栓塞，尤其颈深静脉栓塞，人工关节置换术后的发生率较高；动脉栓塞的可能性较小。血栓重在预防：①穿高弹袜（长度从足部到大腿根部）。②遵医嘱预防性使用抗凝剂。③严密观察生命体征、意识状态和皮肤黏膜情况，警惕肺栓塞形成。④经常观察术肢血液循环、感觉运动状况。当肢体疼痛，进行性加重，被动牵拉指（趾）可引起疼痛，严重时肢体坏死，为动脉栓塞；肢体明显肿胀，严重时肢端坏死则为静脉栓塞。

4.功能锻炼　主要为患肢肌力训练和步行训练。练习的幅度和运动量以不引起疼痛为宜。

5. 心理护理　倾听病人主诉，评估病人伤口疼痛程度、性质、持续时间，教会病人放松技巧，必要时遵医嘱给予止痛药。

6. 健康及随访指导

（1）饮食多吃富含钙质的食物，防止骨质疏松。

（2）人工关节置换病人活动时应避免增加关节负荷量，如体重增加、长时间站或坐、长途旅行、跑步等。

（3）日常生活注意安全，防止跌倒引起再次骨折。

（4）预防关节感染，局部出现红、肿、热、痛及不适，应及时复诊；在做其他手术前（包括牙科治疗）均应告诉医生曾接受了关节置换术，以便预防性使用抗生素。

（5）复查基于人工关节经长时间磨损与松动，必须遵医嘱定期复诊，完全康复后，每年复诊 1 次。

第十三章　周围血管疾病患者的护理

第一节　置管溶栓术

【概念】

指在超声引导下病变血管内置入溶栓导管，通过导管的物理性开通和血栓内直接滴入溶栓药物相结合，提高局部溶栓药物的浓度，实现栓塞血管再通。

【适应症】

1、各种急慢性动静脉血栓形成。

2、急性深静脉血栓形成未行下腔静脉滤器置入者。

3、穿刺置管处有感染、湿疹、溃疡者。

4、严重肝肾功能不全者。

5、动脉粥样硬化管腔明显狭窄者需慎重。

【并发症】

1、出血。

2、感染。

3、菌血症。

【护理要点】

1、术前护理

（1）心理护理：术前先向病人介绍置管溶栓治疗的基本过程，使病人对此手术有比较详细的了解，以解除其紧张情绪，减轻心理负担。

（2）术前注意事项：患者入院后绝对卧床，抬高患肢15°～30°，观察有无咯血、呼吸困难等肺栓塞症状，严格遵医嘱执行抗凝、祛聚、溶栓治疗。观察有无牙龈出血，皮肤瘀斑等出血倾向，每日定点测量患肢及健肢不同平面的周径，动态观察肢体肿胀情况。完善术前各项检查，做好皮肤清洁工作。

2、术后护理

（1）溶栓导管护理：溶栓导管和导管鞘接微量注射泵或输液泵，总量30万IU尿激酶

（5万IU溶于50ml或150ml生理盐水中，q8h,24小时维持）；低分子量肝素5000u皮下注射或输液泵输入，q12h；应用抗生素预防感染，溶栓导管需保留10天左右，每天严格执行上述用药方法。导管引出皮肤处每日用0.05%碘附消毒，更换敷料，防止局部伤口感染和导管菌血症发生。在治疗过程中，可利用超声或动静脉造影观察血栓变化，及时调整溶栓导管位置，使溶栓导管的侧孔始终位于血栓内，提高血栓内药物浓度，延长药物在血栓内滞留时间，充分发挥药效。10天后，经溶栓导管行动静脉造影。判定血管再通满意后拔除导管和导管鞘，局部加压包扎24小时。每日全身性应用尿激酶10万～20万IU，低分子量肝素5000U皮下注射，q12h，连续3～5天，口服肠溶阿司匹林100mg/d。

（2）一般护理：术后应绝对卧床，患肢抬高15°～30°，膝关节屈曲15°，鼓励病人适当进行足背屈活动。注意患肢温度、皮肤颜色及肿胀程度。每日定点测量双下肢不同平面的周径，并与术前比较，以评判疗效。测定部位为髌骨上缘上15cm和髌骨下缘下15cm。

（3）饮食护理：指导患者饮食宜清淡，忌食油腻、辛辣等食物，进行低脂且富含纤维素的饮食，保持大便通畅，减少用力排便而导致的腹压增加，避免影响下肢静脉回流。为防止出血，在治疗期间应尽量避免各种创伤性操作，集中采血，减少穿刺次数。穿刺后静脉局部加强压迫5分钟，动脉穿刺后压迫10～15分钟。

3、注意观察出血并发症，利用置管溶栓术治疗，可以将溶栓药物直接泵入血栓部位，增大了局部溶栓药物的浓度，明显提高溶栓效果而减少全身用药的并发症，发生出血的危险性明显降低。但应严密监测凝血功能，并观察病人有无血尿、咯血、皮肤粘膜及牙龈出血等现象，尤其注意注射及插管局部有无渗血或血肿，发现异常及时报告主管医生，以调整抗凝及溶栓药物的浓度及间隔时间。

【健康教育】

指导患者在导管拔除后可下床活动。DVT 患者出院时教会患者穿医用弹力袜的方法及注意事项，嘱继续口服抗凝、祛聚的中、西药 3 个月。每月彩超复查患肢血管 1 次，直到完全恢复正常生活和工作。

第二节 静脉血栓形成

【概念】

静脉血栓形成(Plebothrombosis)）静脉内血液发生不正常的凝结，好发于下肢深静脉，可造成肢体功能不全和并发肺栓塞，会威胁病人生命。

【病因】

主要发病因素有三个：

（1）静流迟缓脉血，使血液中的细胞成分停滞于血管壁，形成血栓，如长期卧床者；

(2)静脉内膜损伤，如静脉注射刺激性溶液；

(3)血液高凝状态，如烧伤、割伤、手术及感染后。

【临床表现】

静脉血栓形成可随发生的部位和程度而不同。

1、肢体浅静脉血栓形成，无全身症状，仅于浅静脉血栓部位有疼痛、红肿和压痛。急性炎症反复发作后病变静脉可闭塞或成条呈条有压痛。

2、下肢深静脉全栓血栓形成外科术后最易发生血栓的部位，可分为：

（1）小腿肌肉静脉丛血栓形成：症状轻微，仅有小腿部疼痛、压痛及轻度肿胀。

（2）髂股静脉血栓形成：常发生于产后。起病急，有发热，局部持续性疼痛伴压痛，可扪及受累静脉条索状物，患肢体表部位可见股三角区明显肿胀，大腿、股部和下腹壁浅静脉曲张。严重者出现股白肿，患肢深静脉广泛性血栓形成伴动脉强烈痉挛，下肢广泛性明显肿胀，皮肤紧张、发亮、胫后动脉搏动消失，不及时手术取栓可导致肢体静脉性坏疽坏。

【辅助检查】

1.多普勒超声检查通脉时发生的声响来判断患肢有无静脉血栓形成。

2.静脉造影检查：是经足背浅静脉注入60%泛影葡胺或其他血管造影剂40ml，作上行性下肢静脉造影术。能判断有无全栓、血栓的位置、范围、形态和侧支循环情况。

【护理要点】

1.术前护理

（1）禁烟，以防止烟中尼古丁刺激引起静脉收缩。

（2）指导病人进低进行、含丰富纤维素的饮食，以保持大便通畅，减少因大便排便困难腹内压增高，影响下肢静脉回流。

（3）年体年轻病人，应全面了解心、肺、肝、肾功能和脑供血情况，特别要了解病人有无糖尿病或隐性糖尿病，发现有糖尿病，术前应积极治疗，药物控制。

（4）做好手要手腕的清洁工作。

（5）预防性使用抗生素。

（6）训练病人卧床排大、小便的习惯，为避免术后过早排大便，术前2—3日起进少渣饮食，术前晚灌肠，排空大肠内的积粪。

2.术后护理

（1）静脉手术管需抬高患肢30，动脉手术，患肢平放。

（2）深静脉血栓取栓术后，鼓励尽早活动，以免血栓再次形成延伸而并发肺栓塞。

（3）血管通畅度的观察，血管取栓术后需观察患肢远端的皮肤温度，色泽、感觉和脉搏强度来判断血管通畅的情况。

（4）术后应用抗生素，预防感染。

（5）应用抗凝治疗期间，除定时监测凝血时间及凝血酶原时间外，应密切观察切口，穿刺点鼻、牙龈部有无异常出血及有无血尿，黑便等，必要时作尿、大便潜血检查，发现异常报告医生并及时处理。

（6）鼓励恢复期病人逐渐增加活动量，以增加行走距离和锻炼下肢肌肉的活动量，以促进下肢深静脉再通和建立侧支循环。

3.抗凝疗法的护理

（1）肝素是一种有效的抗凝剂，作用快，静脉注射10分钟后即产生抗凝作用，但其作用时间短，一般维持3～6小时。肝素水溶液有12500U和5000U两种，每100U相当于1MG，一般剂量，按每公斤体重1-1.5MG计算，每4～6小时一次。如发生肝素用量过多引起出血，可用鱼精蛋白作 抗剂。按1-1.5MG对肝素1MG的剂量，作静脉注射，每4小时一次，直至出血停止。

（2）香豆素类衍生物是一种嗜血酶原抑制剂。一般需在用药数周后24～48小时才开始起作用。有药物累积作用，在停药后4～10天药物作用才完全消失。均为口服法。就用时需每日测定。凝血酶原时间来调节剂量，凝血酶原值就维持在20%-30%如用药过量引起出血时，须立即停药，同时静脉注射K,10～20MG,1～2次/日。必要时需输新鲜血。

应用肝素或香豆素类衍生物，每次用药后都需在专用的记录单上记录日期，时间，药名，剂量，给药方法和汇血时间，凝血酶原时间测定结果，并签名。

【健康教育】

（1）告诫病人绝对禁烟。

（2）指导患者进低脂，多纤维素的食物，保持大便通畅，避免因排便困难造成腹内压增高，影响下肢静脉血液回流。

（3）鼓励病人加强日常锻炼，参加适当运动，预防静脉血栓形成。

第三节　动脉硬化闭塞症

【概念】

动脉硬化闭塞症是一种全身性动脉疾病。由于周围血管动脉粥样硬化物质不断扩大和继发血栓形成所引起动脉管腔狭窄、闭塞而造成肢体急、慢性缺血的一组临床病因。

动脉硬化闭塞症是动脉硬化逐渐发展的结果，动脉硬化的主要危险因素是高血压、高胆固醇血症及吸烟。

【临床表现】

（1）间歇性跛行。

（2）静息痛及组织坏疽　静息痛特征是夜间患者卧床休息时，表现在足趾或足前段前端痛。静息痛之后可逐渐发生组织干性坏疽或溃疡。

（3）缺血性神经病变　长期及严重的组织缺血，可发生沿周围感觉神经分布区域的疼痛，称为“单侧肢体缺血神经病变”。

（4）废用性肌肉萎缩及关节僵硬。

【辅助检查 】

（1）多普勒检测踝肱指数 踝部动脉收缩压和肱动脉收缩压之间的比值称为“踝肱指数”。正常人休息时踝肱指数的范围为0.9～1.3，间歇性跛行患者踝肱指数多为0.35～0.9，而静息、痛患者常低于0.4。

（2）彩色多普勒检查。

（3）血管造影。

治疗新进展

根据血管造影和个体情况可选择：①介入治疗：球囊扩张加支架成形术；②手术治疗：各种旁路术。

【护理要点】

1.术前护理

（1）详细了解患者心、肺、肾功能情况，并采取相应措施进行对症治疗。

（2）做好心理护理，清除消除的心理压力，提高手术耐受性。

（3）注意身体保暖，但禁用热水袋，以免增加局部氧的消耗、加重组织缺血。

（4）术前1日备皮，做碘过敏试验或青霉素及普鲁卡因过敏试验，术前半小时留置尿管，建立静脉通道。

2.术后护理

（1）密切观察患者的生命体征变化，持续心电监护，特别是合并心肺功能不全者，并根据监测指标及时给予相应的处理。

（2）严密观察患肢的血液循环状态，包括皮温、皮色、股、胫后及足背动脉搏动情况，以便及早发现有无血栓形成。

（3）抗凝治疗期间，加强凝血机制检测，严格掌握药物用量，严密观察抗凝药物疗效及不良反应，注意有无出血倾向。

（4）术后病人采取平卧位，避免屈跨屈膝膝膝下垫枕，以免人工血管折曲。

（5）指导患者正确饮食，进食低脂且富含纤维素的饮食，保持大便通畅，避免便秘时腹压增加而影响下肢静脉回流。

（6）加强基础护理，预防刀口创口尿系感染。

（7）加强肢体功能锻炼，鼓励病人做足背曲运动，以借助肌肉的缩挤压，促进血液回流，防止下肢深静脉血栓形成。

3.出院指导

（1）忌烟酒，酒、烟草中所含的尼古丁可引起血管痉挛，加重组织缺血。

（2）注意患肢保暖，并保持干燥，避免寒冷、潮湿刺激，以免引起血管痉挛，加重肢体缺血、缺氧，但不能用过热的水浸泡患肢，以免增加局部氧的消耗。

（3 ）限制刺激性食物，减少引起血管痉挛的因素。

第四节　血栓闭塞性脉管炎

【概念】

血栓闭塞性脉管炎又称Buerger病。是一种以周围血管非化农性炎化脓性塞为特点的疾病。可累及四肢远端中小动脉和伴行的静脉；主要是下肢。绝大多数病人为青壮年男性吸烟者。

【病因】

尚未完全清楚，一般认为与长期的吸烟引起的烟碱中毒、寒冷、潮湿和外伤感染引起血管痉挛和血管内皮损伤有关。

【临床表现】

1. 疼痛：是最突出的症状，肢体动脉内血栓形成，出现缺血性疼痛。轻者行走后，患肢足部或小腿出现胀痛或抽痛，休息后可缓解；动脉缺血严重时，即使肢体处于休息状态，仍然疼痛。患者常喜屈膝抱足而坐，或将患肢下垂于床旁，以减轻疼痛。

2. 肢体营养障碍：导致小腿足部肌肉萎缩，趾甲增厚变形，皮肤干燥、汗毛脱落，严重时出现干性坏疽，继发感染可致湿性坏疽，溃疡经久不愈。一般分三期：

（1）局部缺血。

（2）营养障碍期。

（3）组织坏死期。

【辅助检查】

1. 皮肤温度测定：脉管炎病人的患肢皮温均降低。

2. 多普勒超声血管测定或血流测定。

3. 肢体血流量：从描记的患肢血流图像常可提示血流量减少。

4. 动脉造影：可确定动脉阻塞的部位、范围、性质和程度；了解患肢侧支循环建立情况。

【护理要点】

1. 术前护理

（1）心理支持：多与病人沟通交流，解除病人紧张不安、悲观心理，关心病人，使其了解治疗的必要性，树立战胜疾病的信心，能积极配合，促进早日康复。

（2）绝对戒烟，告知病人吸烟的危害，消除烟碱对血管收缩作用，长期吸烟将会直接影响其愈合。

（3）止痛，疼痛是脉管炎最痛苦的症状，尤其在并发感染或黄疸时，疼痛会更加剧。可适当应用止痛剂，注意避免滥用成瘾的止痛药如吗啡，甲辰替啶等。指导病人进行Burger活动，以减轻疼痛。

（4）控制感染：严格准备手术区皮肤尤其是腹股沟部位手术，采用肥皂反复擦洗会阴部并更换清洁的内衣裤；对有溃疡者加强创面换药，控制感染；全身应用抗生素。

（5）控制血管病变的活动期，在进行动脉重建术前必须用药物治疗，使血管病变趋于稳定。指导病人正确用药，并观察药物的疗效和副作用。

2. 术后护理

（1）体位：静脉疾病的手术，术后需抬高患肢30°，有利于静脉血液回流。动脉疾病手术，术后患肢平置即可。血管重建术者，在静脉重建术后应卧床制动1周；动脉重建术后卧床制动2周。对自体血管移植者，如愈合较好，卧床制动时间可适当缩短。卧床期间，指导病人作足背伸屈活动，以利于小腿深静脉血液回流。

（2）密切观察血压、脉搏、肢体温度及伤口有无渗血或血肿。

（3）观察血管通畅度：在血管重建术后的吻合处及动脉血栓内膜剥脱术后，需观察患肢远端的皮肤温度、色泽、感觉和脉搏强度来判断血管通畅度，如动脉重建术后出现肢端麻木、疼痛、皮肤苍白、皮温降低、动脉搏动减弱或消失；静脉重建术后出现肢体肿胀、皮肤瘀紫、皮温降低或静脉怒张，应考虑血管重建部位发生痉挛或继发性血栓形成，及时通知医生做相应处理。

（4）预防感染：术后应密切观察病人的体温变化和伤口局部情况，如发现伤口有红肿，应及早使用红外线照射，并尽早合理使用抗生素控制感染。

1. 嘱病人绝对戒烟。健康教育

2. 避免病人滥用易成瘾的止痛药。

3. 保护患肢，注意适当保暖，尽量避免外伤。

参考文献

[1]李咸鹏，郑煜丽，高晓曼.临床麻醉学进展[J].中华麻醉学杂志，2003，23(10)：721-722.

[2]张建友，唐苏红，王溢鑫，等.术后镇痛中阿片类药物的不良反应及处理[J].临床麻醉学杂志，2003，19(5)：319-320.

[3]裴玲琪,周怡宏,林世德，等.麻醉深度监测的进展[J].中华麻醉学杂志，2002，22(11)：697-699.

[4]林姝池，刘金东.麻醉学科发展与展望[J].中华医学杂志，2002，82(20)：1364-1366.

[5]周洁,丁益群.临床麻醉学研究进展[J].中华麻醉学杂志，2001，21(10)：637-638.

[6]彭瑞，徐晨阳.麻醉与免疫[J].中华麻醉学杂志，2004，24(11)：877-878.

[7]苏敬允，崔艺峰，李馨，等.不同麻醉药物抗抑郁作用及其机制的研究进展[J].临床麻醉学杂志，2023，39(3)：308-312.

[8]连庆泉，王本阳.小儿区域麻醉的研究进展[J].中华麻醉学杂志，2012，32(7)：769-771.

[9]郭曲练，程智刚.老年患者麻醉的特点与进展[J].解放军医学杂志，2011，36(11)：1123-1126.

[10]卿恩明.心血管手术麻醉学[M].第2版.北京：人民卫生出版社，2007.

[11]田玉科.神经外科麻醉学[M].北京：人民卫生出版社，2010.

[12]古妙宁.麻醉学进展[M].北京：人民卫生出版社，2014.

[13]詹汉英.专科护理操作技术[M].武汉：武汉大学出版社，2006.

[14]周秀华.急危重症护理学[M].2版.北京：人民卫生出版社,2006

[15]魏革，刘苏君.手术室护理学[M].北京：人民军医出版社，2004.